Mit „Best of Pflege" zeichnet Springer die besten Masterarbeiten und Dissertationen aus dem Bereich Pflege aus. Inhalte aus den etablierten Bereichen der Pflegewissenschaft, Pflegepädagogik, Pflegemanagement oder aus neuen Studienfeldern wie Health Care oder Ambient Assisted Living finden hier eine geeignete Plattform. Die mit Bestnote ausgezeichneten Arbeiten wurden durch Gutachter empfohlen und behandeln aktuelle Themen rund um den Bereich Pflege.
Die Reihe wendet sich an Praktiker und Wissenschaftler gleichermaßen und soll insbesondere auch Nachwuchswissenschaftlern Orientierung geben.

Weitere Bände in der Reihe http://www.springer.com/series/13848

Dorothea Sauter

Bereitschaft zur Verantwortungsübernahme psychiatrisch Pflegender

Eine qualitative Studie

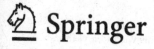

Dorothea Sauter
Münster, Deutschland

Best of Pflege
ISBN 978-3-658-20206-4   ISBN 978-3-658-20207-1   (eBook)
https://doi.org/10.1007/978-3-658-20207-1

Die Deutsche Nationalbibliothek verzeichnet diese Publikation in der Deutschen National-
bibliografie; detaillierte bibliografische Daten sind im Internet über http://dnb.d-nb.de abrufbar.

Gedruckt auf säurefreiem und chlorfrei gebleichtem Papier

Springer ist Teil von Springer Nature
Die eingetragene Gesellschaft ist Springer Fachmedien Wiesbaden GmbH
Die Anschrift der Gesellschaft ist: Abraham-Lincoln-Str. 46, 65189 Wiesbaden, Germany

Institutsprofil

Institut für Gesundheits- und Pflegewissenschaft

Das Institut für Gesundheits- und Pflegewissenschaft, das seit 1999 besteht, ist Teil der Medizinischen Fakultät der Martin-Luther-Universität Halle-Wittenberg. Sie ist eine der ältesten und ehrwürdigsten Universitäten Deutschlands mit einer mehr als 500-jährigen Geschichte. Sie versteht sich als eine Stätte freier Forschung und freier Lehre.

Das Fach Gesundheits- und Pflegewissenschaften konnte von 1996 bis 2007 als Diplomstudiengang studiert werden. Seit dem Wintersemester 2007/08 wurden für Gesundheitsfachberufe akkreditierte interprofessionelle Studienprogramme im modularisierten, gestuften Bildungssystem angeboten: ein ausbildungsintegrierender Bachelorstudiengang Gesundheits- und Pflegewissenschaften (180 LP) und ein Masterstudiengang Gesundheits- und Pflegewissenschaften (120 LP). Während der Masterstudiengang weiterhin interprofessionell gelehrt und studiert wird, hat sich der Bachelorstudiengang in einen primärqualifizierenden Studiengang „Evidenzbasierte Pflege" mit Befähigung zur Ausübung heilkundlicher Tätigkeiten gewandelt.

Das Institut für Gesundheits- und Pflegewissenschaft, zu dem zwei Professorinnen und 20 wissenschaftliche Mitarbeiterinnen und Mitarbeiter zählen, bietet als Teil der Medizinischen Fakultät:

- eine exzellente akademische Qualifikation für die Gesundheits- und Pflegewissenschaften.

- eine moderne universitäre Lehre, die den Nachwuchs forschungsbasiert auf die zunehmenden und komplexen Herausforderungen in der interprofessionellen gesundheitlichen Versorgung vorbereitet.

- eine überregionale Sichtbarkeit durch langjährige Forschungserfolge.

Das Forschungsprogramm des Institutes ist auf die evidenzbasierte Gesundheitsversorgung ausgerichtet und bezieht die Pflege, Hebammenhilfe, Therapieberufe und Medizin ein. Die Bearbeitung pflege- und gesundheitswissenschaftlicher Themen erfolgt mit einer dem breiten Forschungsfeld zugeschriebenen Vielfalt an Forschungsmethoden, wobei das Institut auch die Etablierung neuer Forschungsmethoden begrüßt.

Unter Leitung der Direktorin des Instituts, Prof. Dr. Gabriele Meyer, ist die Forschung des Instituts durch klinische und epidemiologische Forschungsansätze zu Gesundheits- und Pflegefragestellungen geprägt. Die Forschungsschwerpunkte sind:

- Evidence-based Practice

- Pflege und Unterstützung älterer und chronisch erkrankter Menschen

- Gesundheitliche Versorgung durch Hebammen und Familienhebammen

- patientenzentrierte interprofessionelle Forschung in der Onkologie.

Im Besonderen werden Fragestellungen zur Prävention und Versorgung in der Pflege zur Generierung von Evidenz und Translation in die Praxis untersucht. Dabei stehen typischerweise komplexe Interventionen im Fokus, die sowohl entwickelt als auch evaluiert werden.

Martin-Luther-Universität Halle-Wittenberg

Medizinische Fakultät

Institut für Gesundheits- und Pflegewissenschaft

Magdeburger Str. 8

06112 Halle (Saale)

Tel.: 0345-557 4466/-1220

Fax: 0345-557 4471

http://www.medizin.uni-halle.de/index.php?id=institut0

Vorwort

Zunächst gilt mein herzlicher Dank den Teilnehmern der Gruppendiskussionen dafür, dass sie sich mit den Fragestellen der Verantwortungsübernahme auseinandergesetzt und sich im offenen Diskurs mit den Kollegen vor dem Mikrophon ausgetauscht haben. In allen Einrichtungen haben die zuständigen Leitungspersonen die Teilnehmenden angesprochen und später dann für die Gruppendiskussion freigestellt; auch für diese wertvolle und wertschätzende Unterstützung des Projektes danke ich.

Diese Arbeit ist die Weiterführung eines studentischen Forschungsprojektes, welches von meiner Kommilitonin Jacqueline Rixe und mir erstellt wurde. Daher freute ich mich, dass sie die Weiterführung dieses Projekts angeregt und bewilligt hat. Indem Frau Rixe die Validierung meiner Ergebnisse der formulierenden und der reflektierenden Interpretation von zwei Gruppendiskussionen übernahm, leistete sie zudem einen wesentlichen Beitrag. Hierfür und für die jederzeit genussvolle Zusammenarbeit und für unsere Freundschaft danke ich ihr sehr.

Ich freue mich, dass Frau Dr. Ayerle als Erstgutachterin und Betreuerin zur Verfügung steht. Sie wusste während des Studiums viele methodische Kompetenzen zu vermitteln und meine Begeisterung für die rekonstruktive Forschung zu wecken. Sie stand jederzeit zur Verfügung und hat mit schnellen und präzisen Antworten auf meine Fragen Sicherheit und Unterstützung geboten, wo ich sie gebraucht habe. Auch dafür meinen Dank.

Während meines Studiums und während dieser Masterarbeit war ich durchgängig in einigen weiteren sozialen Rollen stark gefordert. Hätte mein Mann nicht alle Register gezogen und mich jederzeit vollumfänglich unterstützt, wäre dies nicht leistbar gewesen. Gleiches gilt für unsere Kinder. Da hat mir diese Masterarbeit aber nochmal so richtig gezeigt wie dankbar und glücklich ich sein darf, euch, lieber Michael, liebe Paula und lieber Jakob, an meiner Seite zu wissen.

Dorothea Sauter

Inhaltsverzeichnis

Abkürzungsverzeichnis und Hinweise zu Begriffen

Folgenden Abkürzungen werden im Text verwendet

APP	Ambulante psychiatrische Pflege
D.M.	Dokumentarische Methode
GD	Gruppendiskussion
NANDA	North American Nursing Diagnosis Association
NIC	Nursing Intervention Classification
NOC	Nursing Outcome Classification
SGB	Sozialgesetzbuch

In diesem Dokument wird aus Gründen der Lesbarkeit die im deutschen Sprachraum übliche Geschlechterschreibweise verwendet. Es werden also die männlichen Begriffe auch dann genutzt, wenn beide Geschlechter gemeint sind.

Der Begriff „Patient" (lat: „leidender") impliziert Leiden und Abhängigkeit von medizinischer Hilfe; dies sind Attribute, welche Menschen mit psychiatrischen Hilfebedarfen oft nicht gerne annehmen und welche außerdem die Arbeitsbeziehung der Pflegefachperson zum Pflegeempfänger nicht treffen. Er wird im Folgenden dennoch verwendet, da im Gültigkeitsbereich der Krankenversicherung (SGB-V) selbst in der Gesetzgebung ausschließlich von Patienten gesprochen wird und diese Forschungsarbeit sich auf das SGB-V bezieht. Andere Begriffe wie „Pflegeempfänger", „Nutzer", „Betroffener", „Psychiatrieerfahrener", „Klient" haben andere problematische Implikationen.

Abstract

Hintergrund / Fragestellung / Zielsetzung

Eine professionelle und patientenorientierte Pflege ist ohne die Fähigkeit und die Bereitschaft der Pflegenden zur Verantwortungsübernahme nicht möglich. Doch die Voraussetzungen hierfür sind vielfältig und in der Pflegepraxis nicht immer gegeben. Für eine Entwicklung förderlicher Maßnahmen muss u.a. bekannt sein, welche Wünsche und Motive Pflegende bezüglich der Verantwortungsübernahme haben und was aus ihrer Sicht Hindernisse darstellt. Untersucht wurden daher die Fragen: wie wird Verantwortung von Pflegepraktikern erlebt und was beeinflusst die Bereitschaft zur Verantwortungsübernahme?

Methodik

Um kollektive Orientierungen zu erfassen wurden Gruppendiskussionen mit stationär und ambulant psychiatrisch tätigen Pflegefachpersonen durchgeführt.

Die Auswertung erfolgte qualitativ über die dokumentarische Methode. Diese ist besonders geeignet, implizites handlungsleitendes Wissen und unbewusste konjunktive Erfahrungsräume zu rekonstruieren.

Ergebnisse

Insgesamt vier Gruppendiskussionen wurden durchgeführt und analysiert. Verantwortung wird gerne und im fürsorgeethischen Sinn übernommen. Auf der Basis eines guten Arbeitsbündnisses sind auch in Risikosituationen Entscheidungen im Patienteninteresse möglich. Ambulant psychiatrisch Pflegende haben einen klar umschriebenen Handlungsauftrag und hohe Handlungsautonomie. Im stationären Rahmen ist die Kontrollierbarkeit einer Situation eine wichtige Handlungsmaxime. Vielfältige Faktoren beeinflussen die Verantwortungsübernahme und die Entscheidungsträger in den Einrichtungen haben starken Einfluss auf den Handlungsrahmen der Pflege.

Diskussion / Schlussfolgerungen

Wenn Pflegende in konkreten Situationen nicht im Patienteninteresse handeln und entscheiden können oder dürfen, ist dies zum Schaden der Patienten. Um mehr Verantwortungsübernahme zu ermöglichen müsse vielfältigen Hindernisse in den Organisationen beseitigt werden. Weitere Fragen erfordern vertiefende Forschung.

1. Einleitung

Verantwortung ist in allen Hilfekontexten aufgrund der asymmetrischen Beziehung zwischen Hilfeempfänger und Helferperson ein bedeutsames Konzept. Je vulnerabler der Hilfeempfänger, desto höher ist die Verantwortung der Helfer. Die Bedürftigkeit des Hilfeempfängers erfordert eine normative Betrachtung der Verantwortung im fürsorgeethischen Sinn (Hoff, 2001, S. 385).

Pflegebedarfe entstehen im Kontext von Krankheit, Krisen und Lebensübergängen (Abderhalden, Needham, Wolff, & Sauter, 2011). Professioneller Pflege wird schon allein aufgrund der hohen Pflegebedarfe in der Gesellschaft sowie der Anzahl der Akteure eine hohe Bedeutung zugesprochen (Hofmann, 2012). Mit dem demografischen Wandel verbunden ist die Zunahme von Pflegebedürftigkeit und von chronischen Krankheiten. Die Gesundheitsprobleme von Menschen mit chronischen Krankheiten erfordern einen multiprofessionellen Problemzugriff, bei dem die Pflege eine bedeutsamen Rolle spielt (Schaeffer & Moers, 2011). Wenn die Rahmenbedingungen stimmen kann Pflege einen wesentlichen Beitrag zur Gesundheitsversorgung liefern (Scott, Matthews, & Kirwan, 2014). Dies trifft für psychiatrische Störungsbilder aufgrund des mehrdimensionalen Krankheitskonzepts (Dörner et al., 2017, S.19) noch deutlicher zu. Der spezifische Fokus der Pflege macht die Pflegeverantwortung – in Ergänzung zur ärztlichen Verantwortung – so wichtig für den Patienten (Holstick, 1994).

Vulnerable (psychisch) kranke Menschen sind somit auf verantwortungsvolle Pflege angewiesen. Doch Verantwortung ist ein komplexes Thema und die Übernahme von Verantwortung beruht auf vielen Voraussetzungen und Rahmenbedingungen. Es gibt sehr deutliche Hinweise, dass Pflegende den Anforderungen ihrer professionellen Verantwortung nicht gerecht werden (Meyer, 2011, S. 74ff.; Tewes, 2002, S. 325ff.; Veit, 2004, S. 223; Weidner, 1995, S. 332).

Im Rahmen eines studentischen Forschungsprojektes untersuchten Jacqueline Rixe und Dorothea Sauter 2016 die Frage, wie Verantwortung von Pflegenden erlebt wird und welche Faktoren die Übernahme von Verantwortung fördern oder hemmen, indem sie Gruppendiskussionen mit stationär psychiatrisch Pflegenden aufzeichneten und anhand der Dokumentarischen Methode (im Folgenden D.M.) analysierten. Die Forscherinnen konnten bedeutsame Ergebnisse beschreiben, aufgrund geringen Datenmaterials jedoch keine verallgemeinerbaren Aussagen ableiten. Das Abstract dieses Projektes befindet sich in der Anlage 1.

Diese Masterarbeit setzt das genannte Forschungsprojekt fort. Mit dem Ziel generalisierbare Ergebnisse zu gewinnen wurden zwei weitere Gruppendiskussionen aufgezeichnet und analysiert, und alle Daten der komparativen Analyse und Typenbildung unterzogen; die weiteren Elemente der ursprünglichen Forschungsarbeit wurden aktualisiert und vertieft.

Übergeordnetes Ziel dieser Arbeit ist es, Impulse für eine verbesserte Praxis der psychiatrischen Pflegeverantwortung zu entwickeln und die hierfür erforderlichen weiteren Forschungsdesiderate zu klären.

2. Hintergrund

2.1. Verantwortung und Verantwortungsübernahme: Begriff und Konzept

Der Verantwortungsbegriff ist sehr vielseitig und spielt in vielen Disziplinen eine zentrale Rolle. Er stammt ursprünglich aus der Gerichtssprache und bedeutet dort die Rechenschaftslegung für das eigene Handeln einer Institution (dem Richter) gegenüber (Körtner, 2012, S. 84f.). Während die Ethik unter dem Begriff Verantwortung moralische Prinzipien behandelt, betont die Pädagogik den Aspekt der Entwicklung von Verantwortung hin zur Mündigkeit, die Psychologie die Entwicklung von Ich und Moral und die Sozialwissenschaft die Interaktion. Die Philosophie hingegen verknüpft Verantwortung mit Freiheit und diskutiert, dass menschliche Freiheit in verantwortlichem Sinn ausgeübt werden soll (zusammenfassend in Körtner, 2012, S. 83ff.; Tewes, 2002, S. 25ff.).

Der *Verantwortungsbegriff im soziologischen Sinn* meint nicht nur die Zuschreibung von Fähigkeiten an Personen (im Sinne von Verantwortungsbewusstsein oder Kompetenzen), sondern auch die Zuschreibung an eine Position oder Rolle, „deren Aufgabenspektrum durch einen erheblichen Handlungsspielraum und entsprechende selbständige Entscheidungszumutungen sowie hohes Folgenrisiko gekennzeichnet ist" (Kaufmann, 1989, S. 214f., zit. in Hoff, 2001, S. 383). Demnach ist Verantwortung ein Merkmal von Personen und Umwelten (soziale Kontexte, Situationen, Rollen, pp.). Die Verantwortung findet im sozialen Bezugsrahmen statt und bezieht sich auf das Handeln, dabei unterliegt sie sozialen Deutungen (Hoff, 2001). Im *deskriptiven Verständnis* von Verantwortung wird gefragt, wer wem wofür und mit welchen Voraussetzungen verantwortlich ist. Es geht also um Einflussmöglichkeiten, Kausalitäten und Konsequenzen von Handlungen oder Unterlassungen. Das *normative Verständnis* von Verantwortung beurteilt Handlungssubjekt, Handlungsvollzug und Handlungsergebnisse anhand von Wertmaßstäben, die vor äußeren Instanzen und/oder dem eigenen Gewissen Rechtfertigung einfordern (ebd.). Hoff (ebd., S. 383f.) plädiert dafür in konkreten Situationen die deskriptive und die normative Verantwortung zu betrachten, dabei gilt, dass erst „die Annahme der Handlungs- bzw. Entscheidungsfreiheit eines Handlungssubjektes [...] logisch die Voraussetzung für normative Urteile [ist]". Auch Tewes (2002, S. 35) sieht den Menschen als Träger der Verantwortung einer übergeordneten Instanz oder einem Wertesystem gegenüber rechtfertigungspflichtig und betont ebenfalls, dass sein Verantwortungsbereich durch diejenigen Lebensbereiche geprägt ist, in denen er Entscheidungsfreiheit hat. Kaufmann (1992, S. 77ff.) ergänzt, dass soziale Zuschreibung von Verantwortung Vertrauen voraussetzt. Ihm zufolge antizipiert Verantwortung die Folgen von Handlungen, um mögliche Schäden, Risiken oder Gefährdungen zu vermeiden und Nutzen zu fördern (ebd.). Risikosituationen können aber auch mit Ungewissheit verbunden sein, das heißt das entscheidungsrelevante Wissen ist nicht verfügbar (Tewes, 2002, S. 32f.). Durch Ausdehnung der Verantwortungsbereiche sollen die Risiken unter Kontrolle gebracht werden. Die Zuschreibung von Verantwortung an Dritte dient der eigenen Entlastung. Nicht selten werden bei solchen Zuschreibungen die Grenzen menschlicher Verantwortungsfähigkeit missachtet (Kaufmann, 1992, S.77ff.).

Verantwortung für andere (soziale Verantwortung) setzt nach Bierhoff und Neumann (2006, S. 174) Empathie voraus. das Empfinden von Empathie und Schuld sieht er als Vorläufer des Verantwortungsgefühls (ebd.: S. 176). Entwicklungsbiologisch scheint soziale Verantwortung Teil der menschlichen Natur zu sein und dazu zu dienen menschliche Grundbedürfnisse zu befriedigen (ebd.). In allen menschlichen Gesellschaften werden moralische Regeln der Verantwortung entwickelt, hier gibt es allerdings kulturelle Unterschiede (ebd.).

Das Thema der *Verantwortungsübernahme* beschreibt das Dorsch-Lexikon der Psychologie unter dem Begriff „prosoziales Verhalten" als Neigung sich in einer bestimmten Situation als zuständig zu erklären (Dorsch, 2013, S. 1232f.). Dabei erhöhen Wissen, Kompetenzgefühl, Entschlusssicherheit und die prosoziale Intention die Wahrscheinlichkeit, dass Menschen in Notfallsituationen eingreifen. Die Verantwortungsübernahme kann durch etliche Faktoren beeinträchtigt werden, z.B. durch die Diffusion der Verantwortung oder aufgrund einer sozialen Hemmung (aus Angst etwas Falsches zu tun) (ebd.). Hoff (2001, S. 384) ergänzt, dass neben Werten und Überzeugungen auch das Gefühl der eigenen Wirksamkeit und Kontrolle Voraussetzungen für Verantwortungshandeln sind.

Neben der *individuellen Verantwortung* gibt es auch eine *kollektive Verantwortung*, die mehr oder weniger formalisierten Gruppen oder Institutionen zugeschrieben wird. Hier müssen die Verantwortungsstrukturen gut geklärt werden (Tewes, 2002, S. 59f.).

Als *Diffusion von Verantwortung* wird beschrieben, wenn die Bereitschaft einer Person zur Verantwortungsübernahme (z.B. bei einer Hilfeleistung) sinkt, weil viele Personen anwesend sind, die ebenfalls eingreifen könnten. Zeugen einer Notlage fühlen sich offenbar weniger verantwortlich, wenn sie Teil einer Gruppe sind: sie schieben die Verantwortung ab. Dieses Phänomen wurde vielfach empirisch belegt (Bierhoff & Neumann, 2006, S. 178).

Die Diffusion ist ein häufiges Phänomen kollektiver Verantwortung, denen mit klaren betrieblichen Bestimmungen entgegengewirkt werden kann (Tewes, 2002, S. 59ff.). Zusammenfassend handeln Menschen verantwortungsvoll, wenn sie ethische Standards berücksichtigen und sich als rechenschaftspflichtig für die Folgen ihrer Handlung sehen. Die individuelle oder kollektive Verantwortung ist ein sehr komplexes Geschehen und unterliegt vielfältigsten Einflussfaktoren.

2.2. Verantwortungsbereich der Pflege

2015 verfasste der Schweizer Verein für Pflegewissenschaft (VfP) im Auftrag des Schweizer Bundesamts für Gesundheit eine Expertise zum Verantwortungsbereich der Pflege. Im Einklang mit der deutschen Gesetzgebung (s.u.) wurde die Verantwortung für den Pflegeprozess als Kerngeschäft professioneller Pflege definiert. Die wissenschaftliche Fundierung und die konkrete Beschreibung der Einzelaktivitäten der Pflege sehen die Autoren der Expertise in den vorliegenden Pflegeklassifikationen abgebildet (Müller-Staub, Abt, Brenner, & Hofer, 2015): den Pflegediagnosen der NANDA (Herdman & Kamitsuru, 2016) sowie den Pflegeinterventionen NIC (Bulechek et al., 2016) und Pflegeoutcomes NOC (Moorhead et al., 2013). Der Pflegeprozess ist ein Instrument für kritisches Denken und zur Entscheidungsfindung (Alfaro-LeFevre, 2013), seine Anwendung basiert auf der professionellen Beziehung zum Pflegeempfänger (Müller-Staub et al., 2015, S. 9f.). Darüber hinaus sind im Pflegealltag viele situative Entscheidungen zu treffen, für die ebenfalls Expertise erforderlich ist (Benner, 1994, S. 125f.; Benner, Tanner, Chesla, & Dreyfus, 2000, S. 16ff.; Reuschenbach, 2008).

Was zunächst einfach klingt muss im Alltag präzisiert werden. Pflege ist komplex und die Pflegeverantwortung ist kontextgebunden. Sie beinhaltet sowohl individuelle als auch kollektive Aspekte. Eine exakte Eingrenzung des Verantwortungsbereichs ist damit kaum möglich (Robert Bosch Stiftung, 1996, S.10; Tewes, 2002, S.16). Bartholomeyczik (2003, S. 8f.) nennt Gründe, warum der Gegenstand der Pflege schwer zu umschreiben sei: wenn das Ziel der Pflege das Zurechtkommen im Lebensalltag ist, dann gäbe es eigentlich nichts, für das nicht potenziell Pflege angebracht ist, und die im Kern helfende und unterstützende Arbeit unterliege in Methoden und Inhalten keinerlei Begrenzung. Außerdem sei Pflegen eine Alltagstätigkeit und ohne die nicht-berufliche Pflege könne der gesellschaftliche Versorgungsbedarf nicht gedeckt werden.

Die Pflege hat vielfältige Anstrengungen unternommen, um die Inhalte des Pflegeauftrags zu konkretisieren. Dies geschieht in Definitionen von Pflege (Spichiger, Kesselring, Spirig, & Geest, 2006) und bildet sich in Lehrbüchern (für die psychiatrische Pflege Abderhalden, Needham, Wolff, & Sauter, 2011; Schädle-Deininger, 2010) oder Arbeitspapieren von Berufsorganisationen (Ward, 2011) ab. Übereinstimmung herrscht, dass Pflege Individuen und Gruppen in der Auseinandersetzung mit menschlichen Erfahrungen, Bedürfnissen und Reaktionen in Zusammenhang mit Lebensprozessen, Lebensereignissen und aktuellen oder potenziellen Gesundheitsproblemen unterstützt (Abderhalden, Needham, Wolff, & Sauter, 2011). Nicht das Krankheitsgeschehen ist das primäre Thema der Pflege, sondern die Folgen von Krankheits- und anderen Prozessen im Lebensalltag. Dieser Fokus macht Pflegehandeln bedeutsam (Holstick, 1994). Professionelles Handeln wird erforderlich, wenn „Selbstpflegedefizite" vorliegen, also die Handlungsmöglichkeiten von Patienten und deren Familien den krankheits- oder entwicklungsbedingten Selbstpflegeerfordernissen nicht gerecht werden (Taylor & Renpenning, 2013). Dabei will die Pflege dem Hilfeempfänger grundsätzlich zur Selbsthilfe und zur souveränen und befriedigenden Lebensgestaltung verhelfen; die Autonomieförderung ist ein sehr zentraler Baustein fast aller Theorien und Konzeptualisierungen der Pflege (Abderhalden, 2011c).

Auch die psychiatrische Pflege hat Probleme ihren Auftrag klar zu fassen (Staudacher & Kozel, 2011), die von Schulz bereits 2003 eingeforderte „Rekonzeptualisierung" der Psychiatrischen Pflege (Schulz, 2003) findet keinen systematischen Niederschlag im Berufsalltag der Praktiker. Einige Kernmerkmale des psychiatrischen Pflegeauftrags haben zwei jüngere Studien herausgearbeitet: psychiatrische Pflege will aufbauend auf den personalen Ressourcen des Betroffenen und auf der Basis der sorgsamen Ermittlung und der gemeinsamen Klärung der Ziele Wachstum, Entwicklung und Recovery (zum Recoverykonzept vgl. Kap. 2.6.) von Menschen mit psychischen Hilfebedarfen erhöhen (Lakeman, 2012; Richter, Schwarze, & Hahn, 2014).

Die Pflegeverantwortung geht über die Verantwortung für den Patienten hinaus und umfasst Aspekte wie die eigene Entwicklung, die Entwicklung von Forschung und Pflegepraxis, die Kollegen und die Organisation sowie die Mitwirkung an der Gestaltung der Versorgung (zusammenfassend siehe Lüthi & Schoppmann, 2007, S. 100; Sauter & Rixe, 2016; Schanz, 2016).

2.3. Rechtliche Regeln zur Verantwortung der Pflege

Formalrechtlich gibt das aktuell gültige Krankenpflegegesetz (KrPflG) von 2003 in §3 Abs. 2 die Bereiche eigenverantwortlichen Handelns in der Pflege vor: die Verantwortung für den Pflegeprozess und die Pflegeevaluation sowie für die Beratung, Anleitung und Unterstützung der zu pflegenden Menschen und ihrer Bezugspersonen (u.a.). Dies definiert Pflege jedoch nicht ausreichend und regelt nur die Berufsbezeichnung, nicht die Berufsausübung (Robert Bosch Stiftung, 2000, S. 97). Ob das geplante neue Pflegeberufereformgesetz den Forderungen der Pflegeverbände entsprechen und die Verantwortung für den Pflegeprozess unter Vorbehalt stellen wird, ist aktuell noch nicht sicher (dip e.V., 2017).

Das Pflegeversicherungsgesetz (SGB XI) erläutert im §14 was Pflegebedürftigkeit ist, benennt jedoch nicht explizit die Pflegeaufgaben. Zwar unterliegt der Geltungsbereich des SGB XI vielfältigen Kontrollen von Kostenträgern und Aufsichtsbehörden, doch hat Pflege hier nahezu vollständige Handlungsautonomie und ist nicht von ärztlichen Weisungen abhängig (Hofmann, 2012).

Im Krankenversicherungsgesetz (SGB V) ist explizit nur die häusliche Pflege beschrieben (§ 35): als „Grund- und Behandlungspflege" mit dem Ziel der Vermeidung oder Verkürzung von Krankenhausaufenthalten. Hingegen hebt das SGB V die ärztliche Letztverantwortung hervor, was immer wieder zu Abgrenzungsproblemen führt (Tewes, 2002, S. 17). Um die schon vor 10 Jahren vom Sachverständigenrat im Gesundheitswesen empfohlene Neuverteilung von Aufgaben zwischen Medizin und Pflege wird nach wie vor gerungen (Behrens & Selinger, 2012; Dreier, Rogalski, Homeyer, Oppermann, & Hoffmann, 2015). In den Kliniken ist die Pflege die größte Akteurin und zeitlich am häufigsten mit dem Patienten in Kontakt und hat daher neben dem Pflegeprozess auch viele situative Entscheidungen zu treffen (Robert Bosch Stiftung, 2000, S. 31). Außerdem hat sie die Durchführungsverantwortung für ärztlich angeordnete Leistungen. Selbstredend sind auch vertragsrechtliche und haftungsrechtliche Aspekte im Pflegealltag bedeutsam.

In der stationären psychiatrischen Versorgung konkretisiert die Psychiatrie-Personalverordnung mit der Beschreibung von Regelaufgaben für den Pflegedienst ein breites Handlungsfeld der Pflege, welches mit Minutenwerten gewichtet der Personalberechnung dient (Kunze, Kaltenbach, & Kupfer, 2010, S. 44ff.).

2.4. Ethische Aussagen

Die Ethik fragt, ob Handeln in moralischer Hinsicht verantwortbar ist. Geprüft wird an dieser Stelle, welche Aussagen die Verantwortungsethik und die Care-Ethiken zum Thema Pflegeverantwortung machen und was die Voraussetzungen für ethisches Handeln sind.

Prinzipien in der Verantwortungsethik

Max Weber prägte (1919, zit. in Körtner, 2012, S. 22) den Begriff der Verantwortungsethik, der die Folgen von Handlungen reflektiert, in Abgrenzung zur Gesinnungsethik. Verantwortungsethik gilt als integrative Ethik und orientiert sich an der Zukunft und an den Sozialdimensionen der Gesellschaft (ebd.; sowie Arndt, 1996, S. 59ff. unter Bezugnahme auf die Ethik der Verantwortung von Hans Jonas). Ethische Verantwortung beinhaltet Themen der Pflichtenlehre (Fragen nach Verbindlichkeiten), der Güterlehre (Entscheidungen über Wirkungen des Handelns im Sinne von Prävention und Fürsorgepflicht) und der Tugendlehre (kognitive und affektive Voraussetzungen unseres Handelns) (Körtner, 2012, S. 88). Arndt (1996, S. 59f.) ergänzt, dass die Verantwortungsethik für die Pflege um die „Ethik des Füreinander-Sorge-Tragens, Ethik der Verantwortung oder Ethik des Antwortgebens" ergänzt werden muss. Sie beschreibt (Arndt, 1996, S. 66ff.) folgende fünf Prinzipien der Ethik der Verantwortung: das Prinzip der Achtung vor dem Wert des Lebens, das Prinzip des Guten und Richtigen, das Prinzip der Gerechtigkeit und Fairness, das Prinzip der Wahrheit und Ehrlichkeit und das Prinzip der individuellen Freiheit und Selbstbestimmung. Letzteres kann durch die vier vorhergehenden Prinzipien begrenzt werden.

Zur Relevanz von Medizinethik und Pflegeethik

Die Pflegeethik gilt wie die Medizinische Ethik als eine Bereichsethik innerhalb der angewandten Ethiken (Lay, 2012, S. 46ff.). Allerdings ist das Verhältnis dieser beiden Bereichsethiken noch nicht geklärt: als Ethiken des Gesundheits- und Sozialwesens haben Medizinethik und Pflegeethik hohe Schnittmengen, aber auch eigene Teilbereiche (Körtner, 2012, S. 26ff.; Lay, 2012, S. 65ff.). Traditionell erhebt die Medizinethik den Anspruch, moralische Fragen der Pflege mit beantworten zu können, wogegen sich Vertreter der Pflegeethik zur Wehr setzen (Lay, 2012, S. 70 und S. 114 ff.). Doch die Pflegeethik findet wenig Niederschlag in der Praxis (Kohlen & Kumbruck, 2008, S. 25f.). Auch in den Ethikkomitees der Kliniken ist die Perspektive der Pflege selten vertreten (Kohlen, 2012). Und pflegerische

Ethik-Kodizes sind den Pflegepraktikern oft nicht genügend bekannt und/oder zu abstrakt, um für konkrete Handlungssituationen Hilfe zu bieten (Lay, 2012, S. 137ff.). Pflegeethik geht über die Berufsethik der Pflege hinaus und befasst sich mit allen moralischen Fragen der beruflichen und nichtberuflichen Pflegepraxis (ebd., S. 107). Sie ist – ergänzend zur medizinischen Ethik – erforderlich, weil Ärzte und Pflegende andere Aufgaben und Rollen gegenüber ihren Klienten wahrnehmen, weil Pflege mehr als andere Akteure das Wohl des Patienten und die „elementare und unmittelbare Sorge für die Kranken" (ebd., S. 117) als Fokus habe und weil der oft intensive zeitliche und körpernahe Kontakt zu spezifischen Beziehungen mit spezifischen psychologischen und moralischen Problemen führe (zusammenfassend Lay, 2012, 114 ff., Körtner, 2012, S. 37ff.).

In der Medizinethik konnte sich keine klassische Theorie durchsetzen, daher hat sich die Praxis der Medizinethik auf die Orientierung an den vier Prinzipien mittlerer Reichweite von Beauchamp & Childress (2013; 1. Auflage 1940) verständigt. Die vier Prinzipen „nonmaleficence", „beneficence", „autonomy", und „justice" verbinden hippokratisches Gedankengut und jüngere universelle ethische Werte und werden bei einem breiten Spektrum an Entscheidungen zur Orientierung herangezogen (Lay, 2012, S. 62ff.).

Autonomie und Angewiesensein in Care-Ethiken

Autonomie ist ein Zentralwert v.a. westlicher Gesellschaften und dabei scheint vergessen zu werden, dass auch Angewiesensein für jeden Menschen zum Leben gehört. In der europäischen Kulturgeschichte orientiert sich die philosophische Ethik an den „großen Gesten der Freiheit des Entwurfs" (Gahlings, 2014, S. 36). Die Lehren befassen sich mit Selbstmächtigkeit, Autonomie, Gerechtigkeit, Willensfreiheit, Pflicht, Tugend etc. Gahlings (ebd., S. 37) stellt fest, dass sich aus diesen Ethiken so gut wie keine Impulse für die mitfühlende Praxis oder ein Engagement für Bedürftige ableiten lassen. Erst die „Ethics of Care" in den 80ger Jahren des 20. Jahrhunderts formulierten explizit die Fürsorgeperspektive und die zwischenmenschliche Verbundenheit. Im Grundsatz geht es darum, Personen nicht als autonome Individuen zu verstehen, sondern als Personen mit unterschiedlichen Graden von Autonomie und Angewiesen-sein innerhalb von Beziehungen und Gemeinschaft. Die moralische Urteilsfindung solle nicht auf Prinzipien fußen, sondern auf der Praxis des Sorgens, bei welcher Achtsamkeit und Aufmerksamkeit eine große Rolle spielen (Gahlings, 2014, S. 48ff.; Kohlen & Kumbruck, 2008, S. 21ff.). Die Care-Ethiken zeigen viele Überschneidungen zur feministischen Ethik und bemängeln, dass in der europäischen Kulturgeschichte entwickelte Ethiken kaum Impulse für die mitfühlende Praxis oder bezüglich Engagement für Bedürftige bietet (Gahlings, 2014, S. 36ff.). Care-Ethiken kritisieren einige Aspekte der medizinischen Ethik, welche objektive Kriterien sucht und sich prinzipienorientiert entscheidet (ebd., Lay, 2012, S. 131ff.).

Voraussetzungen moralischen Handelns

Damit Pflege moralisch handeln kann, braucht sie berufliche Freiheit und angemessene Rahmenbedingungen Lay, 2012, S. 122 ff.). Arndt (1997, S. 517) konkretisiert zwei Bedingungen: „1. Pflege muss berufliche Autonomie entwickeln und 2. Die pflegerische Verantwortung muss zunächst den Patienten gelten und nicht dem Arzt oder der Institution".

Gahlings (2014) sieht aus der Perspektive der Fürsorge-Ethik den aktuellen Pflegenotstand in Deutschland als moralisches Problem: „diese beschämende Verletzung des Fürsorge-Gebots in der sensiblen Lebenssituation der Krankheit sagt auch was über die moralische Qualität unserer Gesellschaft aus, die als Wohlstandsgesellschaft sehr wohl in der Lage wäre, solchen Problemen angemessen zu begegnen" (ebd. S. 45).

Auch Kohlen (2016) warnt, dass die Ökonomisierung und bestehende Strukturen eine Care-Praxis verhindern und fordert daher, dass Care-Ansätze Macht, Ungleichheit und Konflikte thematisieren müssen. Die Care-Praxis brauche ein emanzipatorisches Verständnis von Pflege und ein mutiges Miteinander (ebd., S. 24).

2.5. Professionstheoretische Sicht auf Pflegeverantwortung

Jede Verantwortungsübernahme setzt eine autonome Entscheidung voraus. Es gibt unterschiedliche Konzepte um Professionen zu beschreiben, aber berufliche Handlungsautonomie gilt über alle professionstheoretischen Schulen hinweg als zentrales Merkmal beruflicher Professionalisierung (Giese & Heubel, 2016, S. 36; Schaeffer, 2011). Umgekehrt werden Prozesse der Einschränkung von Autonomie (aus welchen Gründen auch immer) als Deprofessionalisierung (Schaeffer, 2011; Weidner, 1995, 38ff.) bezeichnet. Die weiteren beiden zentralen Professionskriterien sind laut Schaeffer (2011) der Zentralwertbezug und das wissenschaftliche Wissen. Durch das Kriterium des Zentralwertbezugs (also der Gemeinwohlorientierung) lässt sich von öffentlicher Verantwortung einer Profession sprechen.

In den Professionalisierungstheorien werden v.a. der struktur- und funktionsorientierte Ansatz, der prozessorientierte und der handlungsorientierten Erklärungsansatz unterschieden (Krampe, 2009, S. 64ff.; Stemmer, 2003; Weidner, 1995, S. 46ff.; Weidner, 1999). Im struktur- und funktionsorientierten Ansatz werden Merkmale von Professionen gelistet, u.a. die

Wissenschaftlichkeit, den Expertenstatus und die Berufsautonomie. Der prozessorientierte Ansatz beschreibt die Professionaliserungsprozesse. Beide Ansätze können jedoch die Merkmale von professionellen *Handlungen* nicht gut darlegen. Doch in sozialen Berufen besteht ein wesentlicher Teil der Dienstleistung in der Beziehung zum Klienten und professionelles Handeln zeichnet sich neben der Qualität des Handlungsergebnisses auch durch die Qualität der Leistungserbringung aus (Veit, 2004, S. 34). In der Bearbeitung der sozialen Klientenprobleme kann der professionell arbeitende Experte nicht auf festgelegte allgemeingültige Handlungsstandards zurückgreifen (ebd., S. 35). Ulrich Oevermann entwickelte daher in den 70er Jahren ein interaktionstheoretisches Professionsverständnis, nach dem Handlungen und Entscheidungen im Einzelfall begründet werden müssen und können (Weidner, 1995, S. 48ff.; Weidner, 1999, S. 22ff.). Professionelles Handels ist ein „personenbezogenes, dem kommunikativen Handeln verpflichtetes, stellvertretendes Agieren des Professionellen für den Betroffenen im Sinne der Einheit von Wissensbasis und Fallverstehen präzisiert" (Weidner, 1995, S. 58). Die subjektive Betroffenheit des Klienten und seine autonome Lebenspraxis finden Würdigung in der Kombination aus der Anwendung von Regeln (die auf wissenschaftlichem Wissen basieren) und dem besonderen Verstehen des jeweiligen Falls („hermeneutisches Fallverstehen"). Oevermanns Ansatz ist mit der Pflege (Weidner, 1995, S. 58f.), der Sozialarbeit und der Pädagogik kompatibel (Bräutigam, 2002, S. 11) und wird häufig repliziert. Nach diesem handlungsorientierten Professionsverständnis liegt der Schwerpunkt des beruflichen Verantwortungsbereichs professioneller Pflege darin, Entscheidungen (und Handlungen) mit dem Patienten über die Abwägung von Regelwissen und Fallverstehen zu begründen und vertreten.

„Regelwissen" meint die Kenntnis und Fähigkeit der Anwendung des eigenständigen, wissenschaftlich gesicherten Fachwissens, was u.a. die (verstärkte) Akademisierung der Pflege erfordert (Schaeffer, 2011; Veit, 2004, S. 86). Der eigene Kompetenzbereich der Pflege muss dabei durch eine theoretische Konzeptualisierung geklärt werden (Moers, Schaeffer, & Schnepp, 2011).

Das „Hermeneutische Verstehen" sucht nicht nach Kausalbeziehungen, sondern will menschliche Lebensäußerungen in ihrer Bedeutung erfassen und kontextbezogen interpretieren. Dieses Verstehen ist nie vollständig möglich, es bleibt die sogenannte „hermeneutische Differenz", die aber mit verschiedenen Strategien (z.B. dem hermeneutischem Zirkel, dem Validieren vorläufiger Deutungen, pp) verkleinert werden kann (Bräutigam, 2002, 74ff.). Nach Bräutigam erfordert dieser phänomenologische Zugang für die Erfassung der Situation des Patienten das Erfahrungswissen und die Intuition des Pflegenden sowie die Interaktion mit dem Klienten (Bräutigam, 2002, S. 59ff.)

2.6. Besonderheiten in der psychiatrischen Versorgung

Die Verantwortung professioneller Helfer in psychiatrischen Handlungsfeldern muss zum einen auf die Besonderheiten psychiatrischer Störungen eingehen, zum anderen auch dem öffentlichen „Ordnungsauftrag" wahrnehmen (Task Force „Ethik in Psychiatrie und Psychotherapie" der DGPPN, 2014). Letzterer bedeutet, dass die Psychiatrie Menschen mit psychischen Störungen nicht nur dann behandelt (und in konkreten Fällen behandeln muss), wenn diese eine Behandlung suchen und wollen, sondern auch dann, wenn aufgrund der Krankheit die Sicherheit des Betroffenen oder der Öffentlichkeit gefährdet ist. In Deutschland sind öffentlich-rechtliche Unterbringungen und Zwangsbehandlungen in den Psychisch-Kranken-Gesetzen der Bundesländer geregelt. Weiter ermöglichen Regelungen des Betreuungsrechts Hilfen und Behandlungen gegen den Willen des Betroffenen (vgl. Bürgerliches Gesetzbuch §§ 1896ff.). Es versteht sich von selbst, dass Zwangsmaßnahmen die Autonomierechte der Betroffenen massiv verletzen. Verantwortliches Handeln in allen psychiatrischen Settings muss daher beinhalten, präventive Konzepte zu entwickeln und vorzuhalten. In Falle der Zwangsanwendung gelten zusätzliche ethische und rechtliche Anforderungen (Task Force „Ethik in Psychiatrie und Psychotherapie" der DGPPN, 2014).

Eine Besonderheit psychiatrischer Störungen ist, dass sie sowohl in ihrer Genese wie auch bezüglich der Folgen mehrdimensional verstanden werden müssen (Dörner et al., 2017). Vor allem bei längeren Verläufen ist deshalb nahezu immer ein Mix an Hilfen erforderlich; und damit verschiedene Akteure, die sich vernetzen und abstimmen müssen, damit Genesung und Inklusion gelingen kann (Riedel-Heller & Richter, 2008). Entsprechend sieht die Psychiatrie-Personalverordnung unter Bezugnahme auf das mehrdimensionale Krankheitsmodell multiprofessionelle Teams vor (Kunze et al., 2010, S. 6f.). Dörner et al. (2017, S. 76) betonen die Gefahr der Verantwortungsdiffusion in psychiatrischen Teams.

Auch wenn die Mehrdimensionalität psychiatrischer Hilfebedarfe anerkannt ist, die Hilfekonzepte fokussieren sehr auf Heilung und Symptomkontrolle. Sauter (2017) schätzt ein, dass mehr Pflegeverantwortung in verschiedenen Hilfeinstitutionen dazu beitragen würde, die Hilfeziele mehr auf Alltagbewältigung und Lebensqualität zu richten. Auch im Ausland wird gefordert, dass psychiatrische Pflege in der Gesundheitsversorgung wachsende Verantwortungsbereiche gestaltet (Heslop, Wynaden, Tohotoa, & Heslop, 2016; Iqbal, 2014).

Eine andere Besonderheit ist, dass sich keine klaren Grenzen lassen, weder zwischen psychisch krank und psychisch gesund ziehen, noch zwischen psychischer Krankheit und nichtpsychiatrischen Störungen (Weinmann, 2016). Diese Unschärfen bedingen einen unklaren Handlungsauftrag der Helfer und erschweren ein klares Behandlungs- oder Hilfeziel zu formulieren (ebd.). Betroffene möchten Genesung bzw. „Recovery" selbst definieren – und zwar anders, als die klassische Psychiatrie dies tut: nicht über die Abwesenheit von Symptomen sondern über Empowerment und souveräne Lebensgestaltung (Deegan, 1988; Schrank & Amering, 2007). Dieses Recovery kann nur erreicht werden, wenn die Betroffenen sehr schnell Kontrolle über ihr Leben zurückbekommen, und das kann durchaus beinhalten, dass sie dabei Fehlentscheidungen treffen. Nur so sind Lernprozesse möglich (Burr, 2015). Profis sind daher gefordert negative Risiken wie Selbst- oder Fremdgefährdung von positiven Risiken zu unterscheiden, und letztere zu unterstützen (Burr & Richter, 2016).

Grundsätzlich muss das Thema Verantwortung in der Beziehung zwischen Helfern und Nutzern sorgsam geklärt werden. In der Krise kann es notwendig sein, den Betroffenen von Verantwortung zu entlasten. Aber dann muss die Rückgabe der Verantwortung an die Nutzer schnell erfolgen, um Empowermentprozesse nicht zu beeinträchtigen (Knuf, 2006; Richter, Schwarze, & Hahn, 2014). Pflegende, die sich für die Pflegeergebnisse persönlich verantwortlich fühlen, können Empowermentprozesse besser unterstützen (Knuf, 2006, S. 120f.; Kuokkanen & Leino-Kilpi, 2000; Kuokkanen & Leino-Kilpi, 2001). Doch das Thema der Eigenverantwortung der Patienten mit seinen Paradoxien bleibt eine Herausforderung, denn unverantwortliches und gefährdendes Verhalten Betroffener erfordert das Eingreifen der Pflege (Lakeman, 2016). Außerdem gibt es Situationen, in denen das Paradigma Patientenautonomie relativiert werden muss (Sauter, 2011a).

Patientenpartizipation wird sowohl fachlich als auch rechtlich immer deutlicher eingefordert. Daher müssen Genesungs- und Hilfeziele mit den Betroffenen abgestimmt werden. Dies gilt bei psychiatrischen Patienten als grundsätzlich möglich und notwendig (Hamann, Leucht, & Kissling, 2003), auch wenn die Wirksamkeit noch nicht sicher belegt ist (Duncan, Best, & Hagen, 2010). Pflegende befürworten im Grundsatz den Anspruchs der Patientenpartizipation. Sie erleben jedoch moralischen Stress wenn hierbei die Handlungskonzepte unklar sind oder wenn sie nicht mit ärztlichen Entscheidungen einverstanden sind (Jansen & Hanssen, 2016). Eine Rolle spielt auch, dass das Erscheinungsbild vieler psychiatrischer Patienten nicht zum Bild des informierten, selbstverantwortlichen Nutzers passt (Lakeman, 2016).

2.7. Voraussetzungen für Verantwortungsübernahme

Die bisherigen Ausführungen zeigen, dass (berufliche) Verantwortung konzeptuell gut geklärt sein muss und sowohl Autonomie wie auch Kompetenzen als Voraussetzung hat. Weil berufliche Pflege im SGB-V-Bereich immer in Organisationen stattfindet, müssen auch organisationalen Voraussetzungen angesprochen werden.

2.7.1. Autonomie, Autorität, Befugnisse

Als explizite Voraussetzungen für die Pflegeverantwortung benennt Renate Tewes (2002) in ihrer Literaturanalyse die „Autorität, die legitime Macht, die zu verantwortenden Aufgabe auszuführen" und die „Autonomie, die Freiheit selbstbestimmte Entscheidungen zu treffen" (ebd., S. 39). Die o.g. Ausführungen zur Pflegeethik und zur Professionalisierung der Pflege bestätigen diese Voraussetzung deutlich. In der Berufspraxis bedeutet dies, dass die Berufsangehörigen ihr eigenes Handeln autonom kontrollieren und Rechenschaft ablegen. Pflegefachpersonen sind nicht nur verantwortlich für die individuelle Pflege, sondern auch für die Festlegung und Umsetzung von Standards für die Pflegepraxis, das Pflegemanagement, die Pflegeforschung und Pflegebildung. Sowohl Klienten als auch die beschäftigenden Organisationen müssen den Pflegenden in der Festlegung und Ausführung ihrer Arbeit Autonomie zuerkennen (Müller-Staub et al., 2015, S. 6).

Doch wichtige Entscheidungsträger (u.a. die Finanzierer, die Sozialgesetzgebung und die Leitungspersonen in Organisationen) haben offenbar „rudimentärere" Vorstellungen vom Auftrag der Pflege (Hofmann 2012). Dies wirkt sich auf die Gesetzgebung einschließlich der Regelungen zur Pflegebildung und auf die Stellenbemessung/ Finanzierungsmodelle aus. Die Pflegebildung ist weder für die Berufspraxis noch im internationalen Vergleich ausreichend (Verbändedialog psychiatrische Pflege, 2016). Bezüglich pflegerischer Besetzung geben vorliegende Zahlen Hinweise, dass Deutschland innerhalb Europas zu den Ländern mit der schlechtesten Pflege-Patienten-Relation zählt. So versorgen in Deutschland im Schnitt 12,3 Pflegekräfte (Pflegefachpersonen und Hilfskräfte) 100 Krankenhauspatienten. In Polen sind dies 15,2, in Spanien 18,2, in England 22,5 und in Norwegen 42,9 Pflegekräfte, um nur ein paar Beispiele zu nennen (Simon, 2015). Auch in der Psychiatrie ist von einer deutlichen Unterbesetzung der Pflege auszugehen (Löhr, Schulz, & Kunze, 2014).

Schäffer (2011) verweist darauf, dass Pflege zeigen muss, dass sie einen eigenständigen Beitrag zur Erhaltung der Gesundheit leistet, damit ihr diese Autorität zugesprochen wird. Dazu gehören die Generierung und die Implementierung eigenständigen Wissens. Doch die Pflege in Deutschland hinkt bezüglich der Akademisierung anderen westlichen Ländern hinterher (ebd., Hofmann, 2012). Dies gilt für die psychiatrische Pflege in besonderem Maße (Schulz & Sauter, 2015).

2.7.2. Kompetenz und Performanz, Regelwissen und Fallverstehen

Berufliche Qualifikationen werden über Fachkompetenz (Wissen und Fertigkeiten) sowie personale Kompetenz (als Sozialkompetenz und Selbständigkeit) beschrieben (AK DQR, 2011). Professionelle Entscheidungen in Helferbeziehungen basieren auf Regelwissen und Fallverstehen (s.o.). Neben dem auf Evidenz und Problemlösung gerichtetem Fachwissen erfordert der Fürsorgeauftrag der Pflegeprofession auch „Orientierungswissen" (Friesacher, 2016) bzw. moralische Kompetenz (Raven, 1995). Eine wesentliche Grundlage pflegeethischer Kompetenz ist die hermeneutische Kompetenz (Bräutigam, 2003; Körtner, 2012, S. 108f.). Der breite Handlungsauftrag der Pflege erfordert berufsbezogene Sicherheit auf Basis von grundlegendem Wissen und Können (regelgeleitetes Handeln), die Fähigkeit Situationen individuell einschätzen (situativ-beurteilendes Handeln) sowie Reflexionsfähigkeit (reflektiertes Handeln), damit aktives, empathisches und ethisches Handeln (aktiv-ethisches Handeln) möglich ist (Olbrich, 2000). Kenntnisse und Fertigkeiten an sich reichen nicht aus, sondern sie müssen in spezifischen Situationen zur richtigen Handlung führen („Handlungsperformanz"; Raven, 2006). Sichere Entscheidungen in schwierigen, komplexen und/oder schwer einschätzbaren Situationen zu treffen ist ein Kennzeichen von Expertise auf der Basis „klinischen Urteilsvermögens" (Benner et al., 2000, S. 11ff.). Dieses wiederum basiert auf guter persönliche Ethik, praktischer Umsichtigkeit, innerer Anteilnahme an der Situation und Vertrautheit mit den Patienten (ebd.,) und wird über unterschiedliche Strategien im Arbeitsalltag erworben (Benner, 1994; Benner, Tanner, Chesla, & Dreyfus, 2000, S. 243ff. und 291ff.).

Zeitgemäßes psychiatrisches Handeln erfordert fächerübergreifendes Wissen, sozialkommunikative und vor allem persönliche Kompetenzen. Sehr bedeutsam sind selbstreflexive Kompetenzen wie auch Rollenklarheit (Gromann, 2014). Auch hier gilt, dass solche Kompetenzen einer „tendenziellen Nichtvermittelbarkeit" (im Sinn formalisierten, abprüfbaren Wissens) unterliegen und daher in Arbeitsprozessen angeeignet werden müssen (ebd.). Die geforderten Kompetenzen für die psychiatrische Pflege im deutschsprachigen Raum untersuchten (Grieser, Abderhalden, Crivelli, Knüppel, & Kunz, 2009). Als wichtige Methodenkompetenzen wurden Analysefähigkeit, Flexibilität, Reflexivität und zielorientiertes Handeln beschrieben. Weiter erfordert der Pflegeberuf die Sozialkompetenzen situationsge-

rechtes Auftreten, Führungsfähigkeit, Kooperationsfähigkeit, Konfliktfähigkeit, Kommuni-
kationsfähigkeit und soziale Verantwortung sowie die personale Kompetenzen Selbstver-
antwortung, moralische Verantwortung und Motivation.

Aktuelles Forschungswissen muss in das berufliche Handeln einfließen. Im ärztlichen Bereich sind die Behandlungsleitlinien ein etabliertes Instrument, um evidenzbasiertes Wissen
für die Praxis verfügbar zu machen. Für die deutschsprachige psychiatrische Pflege sind diese Entscheidungshilfen für die Praktiker nicht vorhanden (Ahrens & Sauter, 2013).

Bei Berufsanfängern ist der Grad der erworbenen Kompetenzen der stärkste Prädiktor für
die Handelsfähigkeit („nurses empowerment", Kuokkanen et al., 2016). Doch die aktuelle
Pflegeausbildung kann den komplexen Anforderungen des Pflegealltags nicht gerecht werden (Robert Bosch Stiftung, 2000, S. 18ff.). Bezüglich der beruflichen Fort- und Weiterbildung gibt es hierzulande nur in einzelnen Bundesländern Vorgaben. Damit dürfte von
einer breiten Streuung der Kompetenz (incl. „Performanz") der Pflegepraktiker auszugehen
sein.

2.7.3. Voraussetzungen in Organisationen und Primary Nursing

Verantwortungsübernahme unterliegt vielfältigen Voraussetzungen und Organisationen
können hierfür förderliche oder hinderliche Rahmenbedingungen schaffen. In Kliniken müssen innerhalb multiprofessioneller Teams und innerhalb Pflegeteams Rollen und Aufgaben
gut geklärt werden, auch um Verantwortungsdiffussion zu vermeiden. Tewes (2002, S. 17f)
benennt weitere Aspekte, welche die Verantwortungsübernahme für die Pflege erschweren,
u.a. die begrenzten Stellen, die Verantwortung für eine große Zahl an Patienten, die negative
Besetzung der Thematik, der mangelnde Handlungsspielraum der Pflege etc. In allen Bereichen der Krankenversorgung (ambulant und stationär) sind laut SGB V alle pflegerischen
Verrichtungen unter die ärztliche Gesamtverantwortung gestellt. Konflikte sind zwangsläufig, wenn Mediziner das Recht haben die pflegerische Versorgung zu überwachen ohne eine
Pflegeausbildung absolviert zu haben (Tewes, 2002, S. 17, in Bezug auf Igl, 1998).

Der Pflegeprozess als Problemlösungs- und Beziehungsprozess (Abderhalden, 2011a) gilt
als „Kerngeschäft" und eigenständiger Bereich professioneller Pflege (Müller-Staub et al.,
2015, S. 8). Seine Anwendung erfordert (u.a.) zeitliche, fachliche und persönliche Kontinuität (Schrems, 2006). Das Pflegeorganisationsmodell des Primary Nursing (im Folgenden
PN) hat genau den Zweck, klare Aufgaben und Verantwortlichkeiten innerhalb von Pflegeteams sowie die erforderliche Kontinuität zu gewährleisten (Deutsches Netzwerk Primary

Nursing, 2016; Manthey, 2011, S. 80ff.). Umgekehrt ist ohne diese klare Zuordnung die Übernahme von Pflegeverantwortung deutlich erschwert (Bartholomeyczik, 2006; Tewes, 2002, S. 15; Tewes, 2008). In der psychiatrischen Pflege wird häufig auch von Bezugspflege gesprochen, zumal eine im Delphi-Verfahren konsentierte Broschüre zur Bezugspflege im deutschsprachigen Raum die feste Zuordnung der Pflegeverantwortung für den Pflegeprozess über die gesamte Behandlungsdauer des Patienten definiert (Needham & Abderhalden, 2002). PN oder Bezugspflege wird in sehr vielen Kliniken zumindest in Ansätzen realisiert (Needham, 2011).

Es gibt Hinweise, dass PN in psychiatrischen Settings nicht nur die Patienten- und Mitarbeiterzufriedenheit erhöht und den Informationsstand der Patienten verbessert (Nienaber, Kämmer, Nölle, Rohde, & Schulz, 2013), sondern auch explizit zu klarer Verantwortungsübernahme führt (Armitage, Champney-Smith, & Andrews, 1991; Melchior, Abu-Saad, Philipsen, von den Berg, Andre A, & Gassmann, 1999; Sellick, Russell, & Beckmann, 1983).

2.8. Stand der Forschung

Um zu prüfen welche Erkenntnisse zur Verantwortungsübernahme psychiatrisch Pflegender vorliegen wurde eine Recherche in den Datenbanken Cochrane Library, PubMed, CINAHL und PsychInfo durchgeführt. Verantwortung kann sowohl als „accountability" wie auch als „responsibility" übersetzt werden, die Stichpunkte der Recherche lauteten daher (responsibility OR accountability) AND (mental health OR mental illness OR mental disorder OR psychiatric illness) AND (nursing). Da die Rahmenbedingungen der psychiatrischen Pflege in Deutschland sehr von internationalen Standards abweichen wurden zusätzlich Publikationen im deutschsprachigen Raum gesucht. Hierfür wurden die Inhaltsverzeichnisse der nicht in CINAHL gelisteten Zeitschriften „Psychiatrische Pflege" und „Psych. Pflege Heute" durchsucht. Weiter erfolgte eine Handsuche sowie eine Recherche auf google scholar. Da Handlungsautonomie das zentrale Merkmal der Professionalität ist, wurden wesentliche Befunde über professionelles Pflegehandeln mit aufgenommen.

Aufgrund der Breite und Komplexität der Thematik gab es jeweils hohe Trefferzahlen, doch nach Sichtung der Abstracts blieben wenige, die das Thema konkret bearbeiten. Von diesen befassten sich die meisten Arbeiten mit Einflussfaktoren, Voraussetzungen oder anderen Teilaspekten der Pflegeverantwortung. Sie sind in die obigen Ausführungen mit eingeflossen.

Die pflegerische Verantwortung wurde von Renate Tewes (2002) gezielt in der somatischen Krankenhauspflege untersucht. Sie führte teilnehmende Beobachtungen wie auch themenzentrierte Gruppendiskussionen durch. Hilfreich für die Verantwortungsübernahme sind klare Verantwortungsstrukturen in der Organisation sowie positive Pflegekulturen und offene Kommunikation im Team, die Wahrnehmung der Pflegenden als Individuen (statt vereinheitlicht als Team), das Erleben beruflicher Sicherheit und beruflichen Selbstvertrauens, Empathiefähigkeit sowie seitens der Leitung ein demokratischer Führungsstil und die Etablierung patientenorientierter Pflegesysteme (ebd., 327f.). Der finanzielle Druck, die häufige Unsichtbarkeit von Pflege und die Abgrenzungsprobleme zwischen Pflege und Medizin erschweren Pflegeverantwortung (ebd., 333ff.). Sie resümiert, dass Pflegeverantwortung erlernbar ist und dass das Pflegemanagement breite Möglichkeiten bezüglich der Herstellung förderlicher Bedingungen hat (ebd., 335f.).

Für die psychiatrische Pflege befragte Bernd Meyer (2011) 150 Fachweiterbildungsabsolventen per Fragebogen zunächst nach Aspekten ihres Berufsverständnisses. Dann legte er Fallvignetten vor, in denen Dilemmasituationen skizziert waren, und stellte dazu offene und geschlossene Fragen. Er stellte ernüchtert fest, dass viele Teilnehmende, obschon sie sich zu einem zeitgemäßen Pflegeverständnis bekennen, nicht situationsgerecht und patientenorientiert handeln würden (ebd., S. 76f.). Doch weist die Arbeit viele methodische Mängel auf.

Die Voraussetzungen und Perspektiven beruflichen Handelns der Pflege im Krankenhaus untersuche Frank Weidner (1995) in seiner schon älteren, doch vielbeachteten Habilitationsarbeit. Er fand über die Analyse problemzentrierter Interviews heraus, dass das Pflegehandeln grundsätzlich professionalisierbar sei, die notwendige Autonomie der Pflege aber an der Weisungsbefugnis der Mediziner sowie den Krankenhausstrukturen ende (ebd., 327ff.). Das professionelle Fallverstehen habe patientenorientierte Pflegesysteme als Voraussetzung (ebd., 328). In der Praxis zeigten sich immense Defizite bezüglich des Theoriewissens, der Handlungsspielräume und des Bewältigungsverhaltens Pflegender, die Pflegepraxis sei „keineswegs professionell" (ebd., S. 332).

Auch Annegret Veit (2004) sieht die Professionalisierung der Pflege als machbar und erforderlich an (ebd., S. 126). Um professionelles Handeln explizit zu machen und um zu erfahren ob und inwiefern professionelles Handeln in der Praxis verwirklicht ist, befragte sie entlassene Patienten nach ihren Erfahrungen mit der Pflege im Krankenhaus. Sie stellte fest, dass die Patienten sehr unterschiedliche Erfahrungen mit Pflegenden machen (ebd., 223 ff.), und empfiehlt der Pflege mehr Augenmerk auf die Entwicklung der hermeneutischen Kompetenz zu legen (auch in der Wissenschaft und in der Bildung) und klare Richtlinien für ein professionelles Rollenverständnis zu entwickeln und implementieren. Das „professionelle Situationsverstehen im Pflegeprozess" wurde von Christoph Bräutigam (2002) in einer Literaturstudie untersucht. Er kommt zum Schluss, dass linear-analytische Betrachtungsweisen sich für überschaubare Situationen eignen und eher von Anfängern praktiziert werden, während Intuition und Erfahrungswissen helfen komplexe Situationen zu erfassen (ebd., 71ff.).

Die jüngere Studie von Burr und Richter (2016) beleuchtet die Einstellung von Psychiatriepflegenden gegenüber dem Risikoverhalten ihrer Patienten und damit die Frage, ob Pflegende die Übernahme positiver Risiken der Patienten und damit deren Empowermentprozesse fördern. Die Auswertung von Fokusgruppeninterviews zeigte, dass Pflegende „Risiko" negativ konnotieren und ihre Einstellung von Ambivalenz zwischen Kontrolle und Offenheit geprägt ist. Wichtige negative Einflussfaktoren waren die Risikoaversion der Institution sowie die fachliche Unsicherheit aufgrund des Mangels an Leitlinien und Vorgaben (ebd.). Eine irische Erhebung mittels Fragebogen bestätigt die Ambivalenzen der Pflegenden bezüglich Risiko-Assessments und dem Umgang mit positiven Risiken (Downes, Gill, Doyle, Morrissey, & Higgins, 2016).

Wie psychiatrisch Pflegende ihren Verantwortungsbereich definieren erhoben Manuel und Crowe (2014) über 10 semistrukturierte Gespräche mit Pflegenden in Neuseeland. Die Teilnehmenden fühlen sich rechenschaftspflichtig für ihre Entscheidungen zwischen Patientenbedürfnissen und Sicherheitsanforderungen. Sie versuchen die Eigenverantwortung der Patienten zu fördern und sie wollen sich in Risikosituationen absichern. Risikokontrolle spielt eine bedeutsame Rolle und führt dazu, dass Verantwortung teilweise aversiv erlebt wird. Die Autorinnen diskutieren die Befunde kritisch, da stringentes Risikomanagement zu untherapeutischem Verhalten oder zur Abwälzung der Verantwortung an den Arzt oder den Patienten führt.

Die Reaktionen psychiatrisch Pflegender auf herausfordernde Situationen erforschten Ejneborn Looi, Gabrielsson, Savenstedt, und Zingmark (2014) über die Auswertung von Fokusgruppen. Die Bandbreite der Begründungen ihrer Reaktionen reichen von „solving the staff's problems" (meist im Zusammenhang mit stringentem Risikomanagement und/oder Routinehandeln und/oder Disziplinierung der Patienten) und „meeting the patient's needs" (als personenzentriertes Vorgehen). Die Autoren unterstreichen damit die Ergebnisse von Bjorkdahl, Palmstierna, & Hansebo (2010) welche Pflegende auf psychiatrischen Intensivstationen sehr plastisch entweder als „bulldozer" (die Station vor Chaos bewahrend, Macht ausübend) oder „ballett dancer" (fürsorglich, sich in die Lage der Patienten versetzend) beschreiben. In beiden Studien wird betont, dass Pflegende in der Reflexion ihrer Arbeit unterstützt werden müssen, damit mehr fürsorgliches und personenzentriertes Handeln möglich ist und dass die Übergänge zwischen beiden Extremen fließend sind.

Über eine Analyse der Berichte psychiatrische Pflegender über kritische Ereignisse untersuchte Mitchell (2001) in Großbritannien, wie Pflegende mit Konflikten der Verantwortung umgehen. Die Pflegenden lernten durch die kritischen Ereignisse, dass eine klare Verteilung von Rollen und Verantwortlichkeiten hohe Bedeutung hat. Für den Umgang mit diesen Situationen brauchen Pflegende mehr Rechtssicherheit und eine bessere Kommunikation im Team. Nach Eintreten eines kritischen Ereignisses brauchen haben sie Bedarf an Nachbesprechungen und Supervision und sie möchten ihre Sorgen vom Management wahrgenommen wissen.

Wie Pflegende „good nursing practice" praktizieren können, wollten Gabrielsson, Sävenstedt, & Olsson (2016) anhand qualitativer Interviews herausfinden. Sie befragten stationär psychiatrisch Pflegende, deren positive Einstellungen zum Patienten bekannt war. Die Übernahme der Verantwortung für die Beziehung zum Patienten und die individuelle Gestaltung der Pflege war das zentrale Merkmal guter Pflege. Verantwortungsvolle Pflege wird u.a. unterstützt durch geeignete Werte und Einstellungen, durch genug Zeit für den direkten Patientenkontakt und ein kompetentes Team im Hintergrund. Pflegende erleben Stress und Frustration, wenn die Umstände dies nicht erlauben. Dann müssen sie zu ihrem Selbstschutz Verantwortung zurückweisen. Pflegeverantwortung braucht daher förderliche Faktoren, v.a. eine Priorisierung der Zeit mit dem Patienten und klare humanistische Werte.

Diese skizzierten Befunde belegen alle, dass Pflegeverantwortung sehr komplex und von vielen Kontextfaktoren abhängig ist. Sie erlauben aber nur sehr bedingt Rückschlüsse auf die aktuelle Situation der psychiatrischen Pflege hierzulande. Sie fokussieren nur Teilaspekte, oder beschreiben die Pflege in somatischen Kliniken. Diese kann nur in wenigen Aspekten mit der Pflege in der Psychiatrie verglichen werden, zu verschieden sind die Inhalte und vor allem die Rahmenbedingungen. Und für die internationalen Befunde gilt, dass eine Übertragbarkeit auf hiesige Verhältnisse nur sehr begrenzt möglich ist, wenn die berufliche Bildung und die Arbeitssituation der Pflege relevant für Forschungsergebnisse sind. Aufgrund des „deutschen Sonderwegs" (Hofmann, 2012) lässt die beruflichen Rolle der Pflege im Gesundheitswesen wenig Vergleichbarkeit mit dem angloamerikanischen und skandinavischen Raum zu.

3. Zielsetzung und Fragestellung

Die aktive Übernahme von Verantwortung durch Psychiatrisch Pflegende ist in allen Settings von hoher Bedeutung für die Patienten. Pflegende bearbeiten im Rahmen des Pflegeprozesses vor allem das, was sie innerhalb der multiprofessionellen Hilfen als ihren Zuständigkeitsbereich definieren. Ein breites Verständnis von Verantwortung gibt Impulse den Handlungsauftrag der Pflege zu erweitern. Es ist davon auszugehen, dass gerade psychiatrisch Pflegende indem sie im Patientenkontakt ein klares Bild des eigenen Handlungsrahmens zum Ausdruck bringen, Sicherheit und Vertrauen vermitteln. Weiterhin muss das Thema Verantwortung auch in der Arbeitsbeziehung zwischen Pflegenden und Patienten sorgsam geklärt und bewusst gestaltet werden, denn dies ist therapeutisch wirksam: in der Krise kann es notwendig sein, den Betroffenen von Verantwortung zu entlasten – doch ohne die zügige Rückgabe der Verantwortung an den Patienten sind Empowermentprozesse nicht möglich (Knuf, 2006, S. 120f.). Pflegende, die sich für die Pflegeergebnisse persönlich verantwortlich fühlen, können Empowermentprozesse besser unterstützen (Kuokkanen & Leino-Kilpi, 2000 und 2001). Die Bereitschaft zur Verantwortungsübernahme Pflegender ist die Kernvoraussetzung für die Etablierung patientenorientierter Pflegesysteme wie Primary Nursing (Manthey, 2011, S. 80ff.). Daher kann die Klärung der Pflegeverantwortung in verschiedener Hinsicht einen direkten Beitrag für eine Optimierung der Patientenversorgung leisten.

Handlungsräume zu haben und gestalten zu können ist die Quelle für Selbstwirksamkeitserleben (Abderhalden, 2011b). Gelebte Verantwortung ist demnach wichtig für Selbstbewusstsein und somit auch für die berufliche Zufriedenheit der Pflegenden.

Aufgrund struktureller Veränderungen in Kliniken (wie beispielsweise im Kontext von Qualitätsentwicklung, Stellenreduktion, lean management, veränderte Klientelgruppen oder Behandlungskonzepte), konzeptionelle Weiterentwicklung der (psychiatrischen) Pflege und steigender Versorgungsanforderungen (Zunahme hochkomplexer Pflegesituationen, etc.) kann von wachsenden Anforderungen an pflegerische Verantwortung ausgegangen werden. Doch letztendlich scheitern alle Veränderungsprozesse, wenn erforderliche Akteure sich ihren Aufgaben und Verpflichtungen nicht stellen.

Verantwortung ist ein extrem komplexes Thema, von vielfältigsten Bedingungen abhängig und nicht frei von Paradoxien. Bezüglich etlicher Voraussetzungen für Verantwortungsübernahme in der Pflegepraxis ist belegbar, dass sie nur ansatzweise oder in Teilen gegeben sind. Schnepp (2006) stellt fest, dass Pflege mit den derzeitigen Rahmenbedingungen gar nicht verantwortlich und professionell handeln kann, selbst wenn sie will. Ähnlich beschreiben Wingenfeld und Schaeffer (2002) für die Pflege eine deutliche Diskrepanz zwischen den Modernisierungserfordernissen und den problematischen Rahmenbedingungen zu deren Bewältigung. Dies wird für die psychiatrische Pflege von Schulz (2003) bestätigt. Diese Feststellungen sind schon etwas älter, doch gab es in den letzten 10 Jahren keine tiefgreifenden Veränderungen für die Pflege. Wie bereits aufgezeigt gibt es neben den Erfahrungen vieler Praktiker auch belegbare Hinweise, dass Voraussetzungen zwischen den Einrichtungen sehr unterschiedlich sind und Verantwortungsübernahme durch Pflege bei weitem nicht im erwünschten Umfang stattfindet (vgl. auch Kap. 2.8.).

Die konkrete Befundlage zur Praxis der Verantwortung der psychiatrischen Pflege ist dünn, und aus den wenigen internationalen Erkenntnisse können nur bedingt Rückschlüsse für die hiesige Situation gezogen werden.

Übergeordnetes Ziel dieses Forschungsprojektes ist daher, fördernde und hemmende Einflussfaktoren der Verantwortungsübernahme der psychiatrischen Pflege hierzulande zu identifizieren. Dies impliziert das Ziel, Pflegepraktiker mit ihren Alltagsproblemen und ihren beruflichen Wünschen besser zu verstehen. Die Komplexität der Thematik macht es erforderlich in Erfahrung zu bringen, welche Aspekten der Verantwortung und welche Einflussfaktoren die Praktiker als bedeutungsvoll erleben.

Diese Informationen sollen letztendlich Impulse für eine verbesserte Handlungspraxis und für den Professionalisierungsprozess der Pflege liefern. Erwünscht ist, dass im Anschluss an dieses Forschungsprojekt einzelne relevante Aspekte durch quantitative Studien einer vertiefenden Betrachtung unterzogen werden. Beispielsweise könnte vergleichend geprüft werden, wie ausgeprägt die identifizierten förderlichen und hemmenden Faktoren in unterschiedlichen Handlungsfeldern der Praxis sind. So gewonnene Daten könnten auch berufspolitische Forderungen Gehalt geben.

Um diese wissenschaftliche Zielsetzung verfolgen und das Phänomen der pflegerischen Verantwortungsübernahme verstehen zu können, basiert das Forschungsprojekt auf folgender Fragestellung:

- *„Wie erleben stationär psychiatrisch Pflegende ihre Verantwortung im Berufsalltag?*
- *Welche Einflüsse fördern oder hemmen die Bereitschaft zur Verantwortungsübernahme?"*

4. Methodik

Die Forschungsfrage zielt auf das kollektive Erleben der pflegerischen Verantwortung und möchte dieses in seinen Kontexten verstehen. Das Verstehen von Phänomenen ist das Ziel qualitativer Verfahren, während quantitative Methoden Sachverhalte und Kausalitäten erklären wollen (Bartholomeyczik & Käppeli, 2008, S. 89 und 91). Damit das Verstehen von Phänomenen möglich wird, müssen formulierte Inhalte ins Verhältnis gesetzt werden zur interaktiven Form, in der sie präsentiert werden. Qualitative Forschung geht also weit über das Erfassen, Paraphrasieren, Nachzeichnen und Klassifizieren von Themen hinaus, sie will vielmehr methodisch anspruchsvoll interpretieren und darüber zu Generalisierungen gelangen (Przyborski & Wohlrab-Sahr, 2014, S. V). Der Begriff „rekonstruktive Forschung" trifft das Anliegen qualitativer Verfahren genauer, denn es geht darum vorhandene, oft nicht bewusste und damit auch nicht explizit kommunizierte Muster und Wertvorstellungen im alltäglichen habituellen Handeln (also atheoretisch-implizites Wissen, Erfahrungswissen oder kollektives Wissen aus der Handlungspraxis) zu identifizieren, zu explizieren und zu interpretieren (ebd., S. 11ff.).

Der Erfolg und die Güte rekonstruktiver Forschung hängen von der richtigen Wahl der Erhebungsmethode (einschließlich des Samplings) und des Analyseverfahrens ab (ebd., S. 29).

4.1. Erhebungsverfahren Gruppendiskussion

In dieser Forschungsarbeit sollte das Phänomen der pflegerischen Verantwortung im sozialen Kontext des beruflichen Handelns untersucht werden, daher wurde die Gruppendiskussion als Erhebungsmethode ausgewählt (Przyborski &Wohlrab-Sahr, 2014, S. 88ff.). Auf der Basis der wechselseitigen Bezugnahmen der Teilnehmer lassen sich kollektive Wissensbestände bzw. kollektive Orientierungen im gemeinsamen konjunktiven (milieuspezifischen) Erfahrungsraum rekonstruieren (ebd., S. 92f.).

In Gesprächen werden Geschichten erzählt, Erlebnisse und Gefühle berichtet, es wird zugehört, nachgefragt, wiederlegt, bestätigt, man argumentiert und verdeutlicht Standpunkte. In der erzählgenerierenden Narration werden nicht nur über die Wahl der Themen Relevanzen verdeutlicht und weiter Orientierungen dargelegt sondern auch die dahinterliegenden Erfahrungen und Haltungen sichtbar (Nohl, 2012, S. 1). Daher ist sehr wichtig eine hohe Selbstläufigkeit der Diskussion zu ermöglichen.

Untersuchungspopulation

Psychiatrische Pflege findet in sehr vielen Settings statt, in denen sich der berufliche Auftrag jeweils sehr unterschiedlich gestaltet (Sauter, 2011b). Damit diese Arbeit klarere Ergebnisse hervorbringen kann, bezieht sie sich nur auf die psychiatrische Pflege erwachsener Patienten, die im Rahmen des Sozialgesetzbuches (im Folgenden SGB) V (Krankenversicherung) finanziert ist. Hier arbeitet der weit überwiegende Anteil psychiatrisch Pflegender und hier stehen die psychiatriespezifischen Belange der Klienten eindeutiger im Vordergrund, als beispielsweise in der Altenhilfe (in der Multimorbidität dominiert), in der Kinder- und Jugendpsychiatrie (in der sich pädagogische und psychiatrische Fragen vermischen), im Maßregelvollzug (in dem die Auseinandersetzung mit dem Delikt und die Unfreiwilligkeit der Behandlung hohe Relevanz haben) oder in der Eingliederungshilfe (in der gerade in Deutschland die Pflege als Akteurin wenig vertreten ist). Über SGB V finanzierte psychiatrische Pflege findet in psychiatrischen Fachkliniken, psychiatrischen Abteilungen allgemeiner Krankenhäuser sowie in ambulanten psychiatrischen Pflegediensten statt.

Sampling

Das Sampling entscheidet wesentlich, ob die Befunde der Untersuchung verallgemeinert werden können (Przyborski & Wohlrab-Sahr, 2014, S. 178). Die ausgewählten Fälle sollen daher die zu erforschende Gruppe möglichst gut hinsichtlich relevanter Merkmale und deren Ausprägungen repräsentieren (ebd., S. 180). Um möglichst vielfältige Erfahrungen erfassen zu können, wurde für die drei geplanten Gespräche in den Kliniken auf unterschiedliche Trägerschaft der Einrichtungen geachtet (privat, öffentlich, kirchlich). Neben zwei Fachkrankenhäusern war eine psychiatrische Abteilung einer Universitätsklinik vertreten. Auch für das Gespräch mit ambulant tätigen Pflegenden konnten unterschiedliche Träger aus verschiedenen Regionen gewonnen werden.

Die Gesprächsteilnehmer wurden nach folgenden Einschlusskriterien gesucht: staatliche Ausbildung (Altenpflege/Gesundheits- und (Kinder-)Krankenpflege/Heilerziehungspflege) oder grundständiges berufsqualifizierendes Bachelorstudium im Bereich Pflege und pflegerische Tätigkeit auf einer psychiatrischen Station bzw. in einem ambulanten psychiatrischen Pflegedienst. Erwünscht war Heterogenität bezüglich Berufserfahrung, Arbeitsverhältnis (Tag- /Nachtdienst, Voll-/ Teilzeit) und Tätigkeitsfeld (Allgemeine Psychiatrie, Suchtbereich, Gerontopsychiatrie, Psychotherapie, Konzeptstationen, Akutstationen, offene und geschlossen geführte Stationen pp). Die so entstehenden Gruppen wurden als ausreichend homogen für ein „unverkrampftes Gruppengespräch" (Przyborski und Wohlrab-Sahr, 2014, S. 135) angesehen, da alle gemeinsame Erfahrungen im Arbeitsfeld und in der beruflichen Sozialisation teilen. Als Ausschlusskriterium galt das Innehaben einer Leitungsposition.

Aus ökonomischen (Freistellung der Mitarbeiter) und technischen Gründen (Aufzeichnung der Gespräche) wurde eine Gruppengröße von 5-6 Teilnehmenden angestrebt. Der Pretest hatte belegt, dass in dieser Größe selbstläufige Gespräche zum Thema gut möglich sind.

Aus logistischen Gründen wurden teilnehmende Einrichtungen in den Bundesländern Nordrhein-Westfalen und Niedersachsen gesucht.

Feldzugang

Der Kontakt erfolgte über die jeweilige Pflegedirektion oder Leitung der ambulanten Pflegeeinrichtung. Diesen wurde das Projekt vorgestellt und für die Teilnahme geworben, dann wurden die Leitungspersonen gebeten interessierte Teilnehmer entsprechend der Einschlusskriterien und der erwünschten Heterogenität anzusprechen. Ausführliche Informationsschreiben sowohl für die Pflegedirektoren /APP-Leitungen als auch für potentielle Teilnehmende am Forschungsprojekt informierten detailliert über die Ziele und Strategien des Forschungsvorhabens (Informationsschreiben an die Teilnehmer siehe Anlage 2). Keiner nutzte die explizit angegebene Option, bei Rückfragen vorab persönlich mit den Forscherinnen zu sprechen.

Setting

Da das Handeln innerhalb der Institution Gegenstand der Erhebung war, sollten die Gruppendiskussionen in den jeweiligen Betrieben durchgeführt werden (Przyborski und Wohlrab-Sahr, 2010, S. 64). In den Klinken konnte dies realisiert werden. Weil in der ambulanten psychiatrischen Pflege in aller Regel sehr kleine Teams arbeiten und weil auch hier möglichst unterschiedlichen Erfahrungen erfasst werden sollten, wurden zu diesem Gespräch Mitarbeiter mehrerer Anbieter eingeladen. Dieses Gespräch fand bei dem Anbieter statt, der am zentralsten erreichbar war und einen geeigneten Raum verfügbar hatte.

Alle Gespräche fanden aufgrund der Schichtdienstzeiten der Pflege in der Mittagszeit statt. Die Teilnehmer wurden gebeten sich ein Zeitfenster von 2 Stunden frei zu halten.

Vorgehen

Die Ablaufplanung (vgl. Anlage 4) sollte ähnliche Rahmenbedingungen und einen vergleichbaren Gesprächseinstieg gewährleisten (Przyborski & Wohlrab-Sahr, 2014, S. 74 und

96ff.). Um eine selbstläufige Diskussion anzustoßen und das Thema Verantwortung zur Sprache zu bringen wurde als Erzählstimulus eine Fallvignette eingesetzt. Diese skizzierte eine Situation, in der Pflege eine Entscheidung treffen muss (in den Kliniken handelte es sich um eine Entscheidung bezüglich der Defixierung einer Patientin bei Nichterreichbarkeit des Arztes, in der ambulanten Pflege ging es um einen suizidalen Patienten, der eine stationäre Versorgung ablehnt (die beiden Vignetten sind in den Anlagen 5 und 6). Anschließend wurde folgende offene, erzählgenerierende Einstiegsfrage gestellt, die den Beispielcharakter der Vignette verdeutlichte: „Kennen Sie diese oder ähnliche Situationen und was geht Ihnen dabei durch den Kopf?".

Alle Schritte des Ablaufs einschließlich der Fallvignette (stationär) wurden zuvor im Rahmen eines Pretests auf Eignung geprüft. Die Ablaufplanung sah vor, dass ggf. am Ende der Diskussion exmanente Fragen gestellt werden. Diese betreffen Themenbereiche, welche bei der Literaturrecherche als relevant identifiziert worden waren (s. Anlage 4).

Alle Gespräche wurden mittels Diktiergerät aufgezeichnet.

Ethische Überlegungen

Die Forschungsethik will Recht und Würde der Forschungsteilnehmer gewährleisten. Die Grundprinzipien sind die informierte Zustimmung, die Anonymität und der Schutz vor eventuellem Schaden der Teilnehmer (Bartholomeyczik & Käppeli, 2008, S. 32). Alle Voraussetzungen des „Informed Consent" wurden vollumfänglich gewährleistet (Informationsschreiben –hier für Teilnehmer- siehe Anlage 2; Einverständniserklärung –hier für Leitungsperson- siehe Anlage 3). Außerdem wurde allen Teilnehmenden zugesichert, dass sie jederzeit und ohne Angabe von Gründen ihre Teilnahme zurückziehen können. Bei Erstellung der Transskripte wurden alle Aussagen der Teilnehmer pseudonymisiert und in der Verschriftlichung der Ergebnisse dann anonymisiert. Weiterhin finden sich keinerlei Angaben zu den teilnehmenden Einrichtungen. Ein möglicher Schaden der Teilnehmenden war nicht zu erwarten und sie gehören keiner vulnerablen Gruppe an, so dass das Votum einer Ethikkommission nicht erforderlich war.

4.2. Analyseverfahren Dokumentarische Methode

Die Dokumentarische Methode (im Folgenden D.M.) zeigte sich für das Projekt als Analyseverfahren der Wahl. Das Verfahren ist im Hinblick auf Gruppendiskussionen und zur Analyse kollektiver Orientierungsmuster entwickelt worden (Dorsch, 2013, S. 396). Die D.M.

gilt als besonders geeignet den „sozialen Sinn" – also die Rekonstruktion sozial geteilter Sinngehalte in Deutungsmustern, Erfahrungsräumen und Lebenswelten– zu erfassen (im Gegensatz zum subjektiven Sinn, intentionalen Sinngehalt oder objektiven Sinn als invariante Tiefenstrukturen) (Lamnek & Krell, 2010, S. 28). Sie betrachtet in besonderer Weise die Handlungspraxis und somit „das Wie der Herstellung sozialer Realität" (Przyborski & Wohlrab-Sahr, 2014, S. 281).

4.2.1. Merkmale und Grundannahmen der D.M.

Die D.M. unterscheidet zwischen dem immanenten Sinngehalt (der teilweise thematisch identifizierbar ist und unabhängig vom Entstehungszusammenhang auf Richtigkeit überprüft werden kann) und dem Dokumentsinn, der nicht mehr situationsimmanent verstehbar und nur über die reflektierende Interpretation rekonstruierbar ist. Die Basis des Dokumentsinns sind konjunktive Erfahrungen, die wiederum durch Sozialisations- und Milieuerfahrungen geprägt sind (Nohl, 2012, S. 3f., Przyborski & Wohlrab-Sahr, 2014, 277ff.). Konjunktives Wissen zeigt sich meistens als unbewusstes (atheoretisches und damit nicht explizit verbalisiertes) Wissen in der Handlungspraxis. Soziale Handlungen oder habituelle Handlungen sind routinierte Handlungen, die erst dann in Worte gefasst werden, wenn Außenstehenden etwas erklärt wird. Die „Insider" verbindet diese „konjunktive Erfahrung" (Nohl, 2012, S. 3). Um diesen Dokumentsinn zu rekonstruieren, wird ein Text oder Diskurs auf die Art der Schilderung, die sprachlichen Bilder und in Gesprächen auf die interaktive Performanz hin untersucht; weiter wird der Diskursablauf in den Blick genommen (Przyborski & Wohlrab-Sahr, 2014, S. 290). Die D.M. unterscheidet also zwischen dem WAS (dem wörtlich expliziten, immanenten Sinn) und dem WIE (dem Dokumentsinn) einer Schilderung (Bohnsack, Nentwig-Gesemann, & Nohl, 2013, S. 13ff.).

4.2.2. D.M. und Gruppendiskussion

Die D.M. kann den Zusammenhang von Orientierungen und Erfahrungen rekonstruieren und wird damit selbstläufigen Gruppendiskussionen sehr gut gerecht. In der Rekonstruktion der Performanz eines Gesprächs oder einer Interaktion werden die Orientierungsrahmen der Gruppe und deren Herstellungspraxis herausgearbeitet (Bohnsack, Nentwig-Gesemann & Nohl, 2013, S. 19). Dabei wird zwischen konjunktiven Gesprächspassagen (narrativen und beschreibenden Textsorten) und kommunikativ-generalisierenden bzw. theoretisierenden Passagen (argumentativen bzw. evaluativen Textsorten) unterschieden. Die Relationierung der Textsorten verdeutlicht die Komplexität der Orientierungsmuster (ebd.).

4.2.3. Analyseschritte

Praktisch erfolgt die Interpretation in aufeinander folgenden methodisch kontrollierten Schritten, die im Folgenden in Anlehnung an Nohl (2012, S. 39ff.), Przyborski (2004, S. 50ff.) und Przyborski & Wohlrab-Sahr (2014, S. 292ff.) kurz skizziert seien:

Thematischer Verlauf / Auswahl von Passagen

Das Tondokument wird mehrfach angehört und dabei werden Themen und Themenwechsel, wie sie der Reihe nach auftauchen, aufgeschrieben, u.a. um die inhaltliche Relevanzsetzung der Teilnehmer zu sichern. Formale Merkmale wie z.B. die interaktive Dichte und die Emotionalität der Äußerungen werden realisiert und ggf. notiert. Anschließend werden diejenigen Passagen ausgewählt, die am besten geeignet sind die „Reproduktionsgesetzlichkeit von Handlungsorientierungen" anzuzeigen. Hierfür werden formale (z.B. hohe interaktive und metaphorische Dichte, auffällige Wechsel der Textsorte, Detaillierungsgrad) und inhaltliche (relevant für die Forschungsfrage) Gesichtspunkte berücksichtigt. Die ausgewählten Passagen werden transkribiert.

Exemplarisch ist der thematische Verlauf mit Passagenauswahl der Gruppendiskussion APP in der Anlage 8 zu finden.

Formulierende Interpretation

Die zusammenfassendende klare Formulierung des kommunikativ-generalisierten (allgemein verständlichen) Sinngehalts der Passagen macht die Interpretation intersubjektiv überprüfbar und ermöglicht eine thematische Feingliederung. Für die Feininterpretation werden Ober- und Unterthemen einzelner Abschnitte identifiziert und betitelt, anschließend werden die Inhalte kleinschrittig reformuliert bzw. paraphrasiert.

Exemplarisch ist ein Auszug der Formulierenden Interpretation der Gruppendiskussion 3 in Anlage 9 zu finden.

Reflektierende Interpretation

In diesem Schritt geht es um die Rekonstruktion des dokumentarischen Sinns, es gilt die Orientierungen in den Gruppen zu erfassen. Weder Vorannahmen der im Forschungsfeld kundigen Forscher noch der „Geltungscharakter" von Aussagen (d.h. ob etwas wahr oder falsch oder rechtens pp ist) sollen dies beeinflussen, sie werden daher „eingeklammert" – die faktische oder normative Richtigkeit spielt hier keine Rolle (Przyborski & Wohlrab-Sahr, 2014, S. 284).

Um eine Annäherung an den Orientierungsrahmen zu finden, wird der Text in unterschiedlicher Hinsicht betrachtet. Zunächst werden Aussagen gesucht, die Aspekte der Forschungsfrage (das Erleben von Verantwortung) beleuchten. Anhand dieser Aussagen wird über die Sequenzanalyse geprüft, welche Reaktionen folgen. Dafür werden mindestens drei Interaktionszüge in ihrem Bezug aufeinander geprüft, inwiefern sie homologe (validierende oder konkludierende) Anschlussäußerungen darstellen und somit den Sachverhalt bestätigen. Gedankenexperimentelles Vorgehen kann helfen, die Handlungsorientierung der Folgeäußerung zu entschlüsseln. Zusätzlich zeigt die Analyse der Diskursorganisation, wie die Redebeiträge aufeinander bezogen sind und ob Orientierungen in der Gruppe geteilt oder negiert oder modifiziert werden. Ein erster Orientierungsrahmen zeigt sich, wenn als positiver Horizont ein Ideal einer Sinneinheit aufscheint, als negativer Horizont die Beschränkung der Ausrichtung dargelegt wird oder wenn Umsetzungsmöglichkeiten („Enaktierungspotenzial", ebd., S. 296) zu Sprache kommen.

Die Betrachtung der Textsorte liefert weitere Hinweise, denn Erzählungen und Beschreibungen zeigen konjunktive Erfahrungsräume an, während Argumentationen bzw. Bewertungen eher dem kommunikativen Erfahrungsraum zugeordnet werden.

Im Anschluss wird für die Suche nach Homologien geprüft, welche Sinnstrukturen innerhalb der Passage und welche über einen Diskurs hinweg immer wieder artikuliert und in strukturgleicher Form bestätigt werden. Dabei zeigt sich die Relevanz eines Orientierungsrahmens und gleichzeitig wird die bisherige Interpretation validiert.

Komparative Analyse und Typenbildung

Die D.M. sieht vor, dass nach der Identifikation von homologen Sinnstrukturen innerhalb einer Passage die Reproduktionsgesetzlichkeiten innerhalb des gesamten Diskurses wie auch diskussionsgruppenübergreifend herausgearbeit werden. Denn jeder Orientierungsrahmen kommt in spezifischem Kontext zur Sprache. Er kann nur verallgemeinert werden, wenn belegt wird, dass er auch für andere Kontexte gültig ist. Die Komparative Analyse fragt deshalb, ob eine identifizierte Sinnstruktur Zugang zu verschiedenen Themen und Diskursformen aufschließen kann und sich von der Situation oder auch dem Fall abhebt. Im Gegensatz zu anderen Analyseverfahren ist der Schritt der Sequenzanalyse in der D.M. konsequent vergleichend („komparative Sequenzanalyse" Nohl, 2012, S. 5). Im minimal kontrastierenden Vergleich wird geprüft, ob auf eine gleiche Proposition eine gleiche oder ähnliche Anschlussäußerung erfolgt und includierende Modi den Diskurs bestimmen (Przyborski & Wohlrab-Sahr, 2014, S. 302f.). Die Suche nach maximal kontrastierenden Anschlussäußerungen hingegen belegt die „Breite des Orientierungsrahmens" (ebd.).

Ziel des gesamten Verfahrens ist die Bildung von Typiken, in denen die Orientierungen zum Ausdruck kommen. Der Orientierungsrahmen wird in der Typik auf ein höheres Abstraktionsniveau und aus dem erzählten situativen Kontext gezogen, weiter werden in einer Typik Ergebnisse verdichtet und mehrere Dimensionen integriert. Dadurch zeigt eine Typik soziale Zusammenhänge, die sich dann nicht mehr ohne weiteres in individualisierter Form darstellen lassen (ebd., S. 360), sondern eine Regel oder einen Mechanismus darstellen, der von allgemeinerer Bedeutung ist (ebd., S. 367f.). Es geht also nicht um die Generalisierung über die Beschreibung eines Typus innerhalb eines Falles, sondern die Typik kann Erfahrungen und Sinnstrukturen generalisieren, die „quer zum Fall" (Nohl, 2013, S. 24) liegen können.

Die D.M. unterscheidet die sinn- und die soziogenetische Typenbildung. In der sinngenetischen Typenbildung wird über minimale Kontraste eine Orientierung vom Einzelfall gelöst und durch den fallübergreifenden Vergleich in der eigenständigen Bedeutung dargestellt. Hier wird jedoch nicht deutlich, in welchen sozialen Konstellationen oder Zusammenhängen die typisierten Orientierungen stehen. Die soziogenetische Typenbildung fragt daher nach den sozialen Zusammenhängen und der Genese eines Orientierungsrahmens. Sie bezieht Kontextwissen ein und verbindet Orientierungen mit konjunktiven Erfahrungsräumen, wodurch von einer Generalisierbarkeit über kollektive Lebenslagen ausgegangen wird. So wird verdeutlicht, in welchen Konstellationen und sozialen Zusammenhängen die typisierten Orientierungsrahmen zueinander stehen. Die soziogenetische Typenbildung lässt sich über maximale Kontrastierung finden (Nohl, 2012, S. 51ff.).

Dieses Vorgehen der sinn- und soziogenetischen Typenbildung führt zu einer mehrdimensionalen Typenbildung, in der einzelne Typiken oder Orientierungen mit ihren Grenzen, Reichweiten, Überlappungen angezeigt werden (ebd., S. 7f.). Trotz sehr komplexer Einflussfaktoren könnten einzelne Typiken in Abhängigkeit ihrer Kontexte herausgearbeitet werden (Bohnsack et al., 2013, S. 17). Eine Typik ist umso valider, je genauer sie sich von anderen Typiken abgrenzen lässt (Nohl, 2012, S. 57; Przyborski & Wohlrab-Sahr, 2014).

Typen (und Typiken) müssen über Merkmale beschrieben werden. Deshalb muss vor der Typenbildung geklärt sein, welche Merkmale als relevant für die angestrebte Typologie betrachtet werden (Kuckartz, 2010, S. 556f.).

Externe Validierung

Bei rekonstruktiven Analysen können Interpretationsgruppen gewinnbringend sein, um ein breiteres Spektrum an Lesarten, Hypothesen und Gedankenexperimenten an den Text heranzutragen und eingefahrene Interpretationen zu hinterfragen (Przyborski & Wohlrab-Sahr, 2014, S. 206 und S. 261). Weil dies im Rahmen der Masterthesis nicht möglich ist wurde eine zweite Forscherin (Frau Rixe, vgl. Kap. 1) um die Validierung der formulierenden und reflektierenden Interpretation gebeten.

5. Ergebnisse

Insgesamt wurden vier Gruppengespräche durchgeführt und aufgezeichnet, davon drei in Kliniken unterschiedlicher Trägerschaft (kirchlicher Träger, privater Träger, sowie eine psychiatrische Abteilung einer Uniklinik als öffentlicher Träger) und eines bei einem Anbieter ambulanter psychiatrischer Pflege. Im Folgetext werden die Gruppendiskussionen in den Kliniken als GD 1, GD 2 und GD 3 ausgewiesen, die Gruppendiskussion in der ambulanten Pflege als GD APP.

5.1. Abläufe der Gruppendiskussionen

Alle Gespräche hatten ähnliche Rahmenbedingungen und dauerten zwischen 65 und 90 Minuten. In den drei Gesprächen in den Kliniken nahmen je einmal 6, 5 und 4 Diskutanten teil. Diese kamen aus verschiedenen Arbeitsbereichen und unterschiedlichen Arbeitsverhältnissen (vgl. Sampling, Kap. 4.1.). In einer Gruppendiskussion war die Altersgruppe recht homogen, ansonsten nahmen sowohl junge als auch erfahrene Männer und Frauen teil. Zum Gespräch mit der APP kamen 5 Pflegefachpersonen (3 M, 2 W) von vier unterschiedlichen Trägern einer Stadt und einer angrenzenden Region zusammen. Diese Teilnehmer kannten sich vorher nicht und siezten sich im Gespräch. Mit Ausnahme eines Teilnehmers waren hier alle sehr berufserfahren. Eine sechste erschienene Gesprächsteilnehmerin sagte in der Vorstellungsrunde, dass sie nicht über eine Pflegeausbildung verfüge. Sie hielt sich dann auf Wunsch der Moderatorin im Gespräch sehr zurück.

In allen Gesprächen war durchweg eine hohe Selbstläufigkeit gegeben Die Diskussionen waren offen, lebhaft, inhaltlich gehaltvoll und an manchen Stellen recht emotional. Die Fallvignetten boten jeweils einen erzählgenerierenden Einstieg, die Relevanz des dargestellten Beispiels wurde von allen bestätigt. Insgesamt zeigte sich eine hohe Reflektiertheit und Differenziertheit der Gesprächsteilnehmer, die Gespräche waren von einem wertschätzenden Umgang miteinander geprägt. Viele Äußerungen belegten, dass die Teilnehmer überwiegend eine sehr engagierte und patientenorientierte Grundhaltung aufwiesen.

Alle Teilnehmer äußerten sich nach Abschalten der Geräte zufrieden mit dem Gespräch, insbesondere viele Klinikmitarbeiter betonten, dass es sehr anregend war. Die Gespräche in den Kliniken belegten mehr „Common Sense" der Teilnehmenden als die GD APP; in der APP war das Gespräch im Stil deutlich formeller, inhaltlich wurde häufiger divergent oder antithetisch diskutiert. Die Rückmeldungen zum Gespräch waren in der APP heterogen und nach dem Gespräch löste sich diese Gruppe schnell auf.

Die Tonbandaufnahmen der Gruppendiskussionen wurden aus zeitlichen Gründen zur Transkription fremdvergeben, die Transkription erfolgte in einem Word-Dokument. Es war gut möglich über verschiedene Word-Funktionalitäten (Farbhinterlegung, Fussnoten, Kommentare, pp) alle Analyseschritte im Worddokument darzustellen (als Beispiel findet sich ein Transkript-Auszug aus GD 3 mit den Anmerkungen der Bearbeitung in Anlage 10).

5.2. Merkmalsraum und Merkmalsausprägungen

Die im Abschnitt 2 aufgezeigten wesentlichen Merkmale von Verantwortung prägen den Merkmalsraum, in dem Merkmalsausprägungen klassifiziert und zusammengefasst werden, um darin die Typen zu gruppieren (Kuckartz, 2010).

Wesentlich für die Pflegeverantwortung sind die Maßstäbe (ethische und rechtliche sowie Maßstäbe aus Professionssicht), an denen sich Entscheidungen orientieren und bewertet werden. Diese beschreiben den konzeptuellen Aspekt und sind normativ. Auf der deskriptiven Seiten ist Verantwortung abhängig von wesentlichen Rahmenbedingungen; diese bestimmen wie breit der Verantwortungsraum ist. Leistbar für die Akteure ist Verantwortung, wenn die Maßstäbe geklärt sind und geteilt werden. Wirksam für die Pflegeempfänger kann die Pflegeverantwortung nur sein, wenn Handlungsräume da sind. Je geklärter und passender die normativen Maßstäbe und je breiter der reale Handlungsraum, desto eher kann im Sinne der Patienten gehandelt werden. Nach dem handlungsorientierten Professionsverständnis (vgl. Kap. 2.5.) zeigt sich Professionalität dadurch dass im Einzelfall unter Anwendung von Regelwissen und hermeneutischem Fallverstehen eine Entscheidung zur Problemlösung im Interesse des Patienten gefällt wird. Mit passenderen Maßstäben und weiteren Handlungsräumen steigt sowohl die Patientenorientierung wie auch die Professionalität des Pflegehandelns. Grafik 1 zeigt diesen Merkmalsrahmen, der normative Maßstab (das „SOLL") und der praktische Handlungsrahmen (das „IST") lassen sich jeweils linear darstellen und als Achsen im Koordinatensystem abbilden.

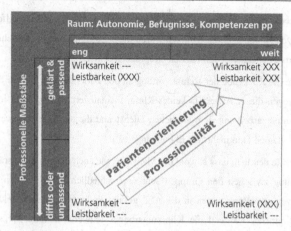

Grafik 1: Merkmalsrahmen professioneller Pflegeverantwortung

5.3. Häufig genannte Themen und deskriptive Inhalte

Im ersten Interpretationsschritt fand die Erstellung des thematischen Verlaufs zur Identifikation der Relevanzsetzungen und der wichtigen Themen statt. Dann folgte die Auswahl von Passagen sowie deren formulierende Interpretation. Anlage 7 stellt in einer Tabelle eine Übersicht der Themen dar. Exemplarisch werden im Anlage 8 der thematische Verlauf der GD 3 sowie im Anlage 9 die formulierende Interpretation der Einstiegspassage GD 3 belegt.

In allen Gruppendiskussionen wurde das Thema Verantwortung facettenreich diskutiert. Die durch die Literaturrecherche als wichtig identifizierten Aspekte (vgl. Anlage 4 – exmanente Fragen) kamen nahezu alle in den selbstläufigen Gesprächen zur Sprache. Nur das für die Verantwortungsübernahme in den Kliniken so relevante Thema der Bezugspflege (vgl. Kap. 2.7.3.) musste in zwei Gruppengesprächen von der Moderatorin eingebracht werden – in diesen beiden Häusern ist die Bezugspflege kaum bzw. sehr heterogen umgesetzt.

Am häufigsten und längsten thematisiert waren Fragen der Sicherheit und Risikokontrolle, die Zusammenarbeit mit dem Patienten, die Komplexität von Entscheidungen in Risikosituationen, die Personalsituation und andere Rahmenbedingungen, die Bedeutung von Erfahrungswissen sowie die (haftungs-)rechtliche Verantwortung. In allen Gesprächen wurden Vergleiche zwischen dem Verantwortungsrahmen „Früher versus Heute" gezogen. Auffällig war hier, dass in einer Klinik (GD 3) sehr beklagt wurde, dass der Verantwortungsbereich heute sehr beschnitten werde, während alle anderen (auch die ambulanten Dienste) konsentierten, dass der Verantwortungsbereich der Pflege deutlich gewachsen sei. Die multiprofessionelle Zusammenarbeit wurde in einer Klinik als gut funktionierend und sehr hilfreich kurz thematisiert. In den beiden anderen Kliniken wurde diese Zusammenarbeit als sehr unbefriedigend erlebt, das Thema nahm dann in den Gesprächen sehr viel Raum ein.

In der GD APP wurde die Rückgabe der Verantwortung an den Patienten sehr oft zur Sprache gebracht, wohingegen dieser Aspekt in keiner Klinik thematisiert wurde. Auch in der APP spielte die Zusammenarbeit mit dem ärztlichen Dienst und die ärztliche Letztverantwortung eine große Rolle und fand mehrfach Erwähnung.

In den Gesprächen wurde deutlich, dass sowohl die Maßstäbe wie auch die Handlungsräume der Pflegeverantwortung zwischen den Gruppen sehr unterschiedlich erlebt wurden. Die Maßstäbe der Pflegeverantwortung waren in der APP geklärt und mit dem Selbstbild der Pflegenden übereinstimmend, während die Klinikmitarbeiter teilweise unklare Maßstäbe hatten oder die in der Einrichtung vorherrschenden Maßstäbe nicht oder nur bedingt teilten. Auch bezüglich des Handlungsrahmens zeigten die Gespräche Heterogenität. Die APP beschrieb einen weiten Handlungsraum; auch in der GD 2 wurden die Verantwortlichkeiten als so breit beschrieben, dass sie kaum mehr leistbar seien. In der GD 3 wurde der enge Rahmen beklagt, wohingegen sich in der GD 1 starke Unterschiede zwischen den Stationen zeigten.

Grafik 2 verdeutlicht hinsichtlich der Merkmalsachsen, wie in den vier Gesprächen Verantwortung erlebt wurde.

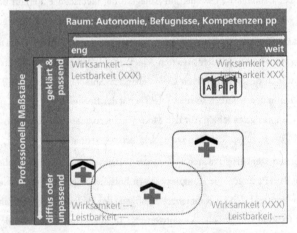

Grafik 2: Positionierung der Gesprächsgruppen im Merkmalsrahmen
(rote Umrandung = wahrgenommene Verantwortung, ✚ = Klinik)

5.4. Zur analytischen Interpretation

Im zweiten Interpretationsschritt wurden die Gruppengespräche über unterschiedliche Herangehensweisen reflektierend interpretiert, Orientierungsfiguren herausgearbeitet und Homologien geprüft (vgl. Kap. 4.2.3.). Um diese unterschiedlichen Schritte und Strategien am Textmaterial zu belegen wurde in Anlage 10 eine Sequenzanalyse aus der Anfangspassage der GD 3 mit den Interpretationsbelegen eingefügt.

Die herausgearbeiteten Orientierungen wurden im Folgeschritt, der komparativen Analyse, daraufhin überprüft, ob sie über die geschilderte Situation hinaus gültig sind und inwieweit eine Reproduktionsgesetzlichkeit bestätig werden kann. Die fallübergreifend gültigen Orientierungen wurden anschließend zur Basistypik verdichtet. Orientierungen, die sich zwar im Fall mehrfach bestätigen ließen, sich aber nicht über alle GD hinweg als gültig zeigten, werden anschließend als „weitere Typiken" vorgestellt. Eine Übersicht, welche der bedeutsameren Orientierungen in welchen Gruppengesprächen herausgearbeitet werden konnten, findet sich in Anlage 11.

5.5. Fallübergreifend konsentierte Orientierungen

In diesem Abschnitt werden also diejenigen Orientierungen vorgestellt, welche durch die komparative Analyse abstrahiert (vom Einzelfall gelöst) und über das Prinzip des minimalen Kontrastes in allen Gruppen bestätigt werden konnten. Dargelegt wird jeweils mit Textbeispiel, welche Sequenz die Orientierung aufgeworfen hat. Dann werden die Erkenntnisse der fallinternen und fallübergreifenden Vergleiche aufgezeigt. Um das Vorgehen transparent zu machen werden im Folgenden die Schritte bei der ersten Orientierungsfigur detaillierter vorgestellt. In der Anlage 12 befindet sich diese detailliertere Dokumentation noch einmal mit den entsprechenden Textbelegen aus den weiteren Passagen und Gruppen.

Die Ergebnisse dieses Schrittes werden im nächsten Abschnitt zur Basistypik psychiatrischer Pflegeverantwortung verdichtet.

Orientierung „Entscheidungsfähig durch Arbeitsbündnis"

Diese erste Orientierung beinhaltet, dass Pflegende auf der Basis der Zusammenarbeit mit dem Patienten in Risikosituationen entscheiden können. Sie wurde im ersten Gruppengespräch direkt zu Beginn aufgeworfen:

> In der ersten Gruppendiskussion und der ersten Äußerung auf die Eingangsfrage hin nimmt M1 Bezug auf die Fallvignette, erzählt von eigenen Erfahrungen und stellt die These auf,

dass manche Patienten unzutreffenderweise angeben auf Toilette zu müssen, nur um aus der Fixierung zu kommen. In solchen Fällen wäre eine Defixierung verkehrt. Er schließt seine Ausführungen:

> **M1:** *[...]Also man, hat es auch schon Situationen gegeben, wo man dann zu früh losgemacht hat und, ähm, den wieder festmachen musste. Also, das ist immer ganz schwierig. Aber das muss man so im Gefühl haben einfach. Aber da kann man auch falsch   liegen.   [5.31]*
> **W1:** *Also, wenn ich diese Geschichte jetzt lese, habe ich eigentlich keinen Zweifel, dass da eine Frau ist, die sich beruhigt hat und auf Toilette muss. [...]*

Mit ihrer Anschlussäußerung geht W1 in Opposition, sie hat eine klare Intuition, sieht die Situation der Fallvignette als zweifelsfrei einschätzbar/ entscheidbar für die Pflege an und stellt damit eine antithetische Proposition auf.

> **W2:** *Ja, aus dieser Geschichte, ähm, heraus, empfinde ich das exakt so wie du. [5.58]*
> **M1:**   *Ja.*   *[5.58]*
> **W2:** *Also, äh, diese Frau hat ein Anliegen [6.00] und verspricht, anschließend wieder ins Bett zu gehen. Ähm, ich hatte, ähm, in meinem Arbeitsleben hier ähnliche Begegnungen und, ähm, ich konnte mich dann auch spontan entscheiden, da auf das Versprechen einzugehen. Das, ähm, hat häufig auch geklappt und ist aber auch mal daneben gegangen. Ja. [6.31]*

W2 validiert im Folgemove W1 sehr deutlich („exakt so"), und erzählt, dass sie viele Situationen kennt, in denen sie ebenfalls im Interesse der Patienten (gegen die ärztliche Anordnung) handeln und auf deren Versprechen eingehen kann. Sie generalisiert („viele Situationen") und stellt eine Synthese zu M1 her, indem sie einräumt, dass es durchaus auch mal „daneben" gehen" kann, aber dieses Risiko dennoch die patientenorientierte Entscheidung nicht erschwere.

> **M2:** *Ich fand die Information, dass der Arzt jetzt nicht zu erreichen ist, auch eher unrelevant. Weil, eigentlich entscheiden wir das von der Pflege regelmäßig, gerade nachts, tagsüber fragt man vielleicht nochmal. Aber eigentlich hören die Ärzte dann ja auf uns.*

M2 bestätigt konkludierend die Fähigkeit der Pflege solche Situationen zu entscheiden über den Hinweis auf die Nichtrelevanz der Arzterreichbarkeit. Er betont die selbstverständliche Regelhaftigkeit von Entscheidungen zu Defixierungen durch die Pflege.

In dieser Eingangssequenz wurde nach zunächst antithetischem Diskurs konkludiert, dass Pflegende Dilemmasituationen im Interesse des Patienten lösen können, indem sie sich auf das Arbeitsbündnis mit dem Patienten einlassen. Gedankenexperimentelle Vergleiche zeigten dass auch andere Lösungen denkbar wären und belegten patientenorientierte Motive der Diskutanten. Direkt im Anschluss wurde die in der ersten Sequenz herausgearbeitete Orientierung weiter diskutiert, in verschiedenen Hinsichten (über includierende Diskursmodi) elaboriert und bezüglich der Grenzen und Umsetzungsmöglichkeit näher geklärt. Die homologen Sinnstrukturen sind erkennbar (Details Anlage 12). Das Arbeitsbündnis als Basis von Entscheidungen in Risikosituationen wurde durchgängig bestätigt, hierfür wurden Voraussetzungen und Strategien konkretisiert. Deutlich wurde auch, dass für die Entscheidungsfindung weitere Faktoren (u.a. die Zusammenarbeit mit dem Arzt, die gefühlte Sicherheit und personelle Situation) hohe Relevanz haben.

Im nächsten Schritt wurden thematisch ähnliche Stellen weiterer Gesprächspassagen untersucht und weiter geprüft, ob die Sinnstruktur in anderen Orientierungen bestätigt wird (Details Anlage 12). Passage 2 hat neue Themenschwerpunkte. Dennoch wurde die Bedeutung des Arbeitsbündnisses mit dem Patienten (für die Möglichkeit entscheiden zu können) bestätigt, indem die konzeptuelle Sicherheit als Voraussetzung dafür belegt wurde. Auch in den folgenden Passagen (Details Anlage 12) fanden sich Bestätigungen der Orientierung. Sie wurde dabei weiter konkretisiert um erforderliche Voraussetzungen (v.a. hinsichtlich gefühlter und konzeptueller Sicherheit und Angstfreiheit sowie der angemessenen Personalsituation).

Nach den fallinternen Vergleichen ging es darum, ob die genannte Orientierung auch in den anderen Gruppen bestätigt wird und fallübergreifend gültig ist.

In der GD 2 wurde das Thema „Arbeitsbündnis als Basis für patientenorientierte Entscheidungen" ebenfalls direkt in der Eingangspassage angesprochen. Die Orientierung wurde grundsätzlich mehrfach deutlich über die Sequenz hinweg konkludierend bestätigt, jedoch wurden mit der Sorge vor Kompetenzüberschreitung und dem Safety-First-Gebot die negativen Horizonte verdeutlicht. Die patientenorientierte Entscheidung in der Risikosituation könne nur in Abwägung mit anderen Aspekten getroffen werden. Für das Arbeitsbündnis müsse der Pflegende die Patientin auch kennen (Details Anlage 12). Im weiteren Verlauf wurden die Sicherheit und die Rahmenbedingungen mehrfach angesprochen. In der 4. Passage wurde sehr explizit konkludiert, dass das Pflegesystem der Bezugspflege gute Arbeitsbündnisse mit den Patienten ermögliche auf deren Basis bedeutsame Entscheidungen getroffen werden könnten (Details Anlage 12).

In der dritten Klinik beschrieben die Pflegenden den Handlungsraum als sehr eng. Nahezu alle Entscheidungen würden von Therapeuten getroffen und die Pflegenden befürchteten Sanktionen, wenn sie autonome Entscheidungen treffen, selbst wenn diese im Patienteninteresse sind. Daher konnten die Diskutanten die Orientierung aus der aktuellen Praxis heraus nicht bestätigen. Doch alle drei anwesenden Kolleginnen mit längerer Berufserfahrung betonten mehrfach, dass sie in der Vergangenheit Risikosituationen auf Basis des Arbeitsbündnisses mit dem Patienten bewältigt hätten und dass dabei auch *„eigentlich nie etwas schiefgegangen sei"* [Z 53] (Details Anlage 12). Auch dass autonomes Arbeiten und Fürsorgehandeln in der Pflege bzw. die Zusammenarbeit mit dem Patienten Spaß machen wurde mehrfach konkludiert bestätigt (Details Anlage 12).

Im Gespräch der APP stellte die Feststellung, dass die Beziehungsebene die Einschätzung der Sudizidalität ermöglicht, die erste konkludierte Orientierung dar (Details Anlage 12). Das Thema fand sich auch später weiter in koncludierender Rahmung. Auch die weiteren konkludierten Orientierungen bestätigten die Relevanz des Arbeitsbündnisses. Die deutlichste Orientierungsfigur der APP war die Begrenzung der Pflegeverantwortung durch die Eigenverantwortung des Patienten. In dieser Sequenz wurde deutlich, dass ein möglicher Abbruch der Beziehung durch den Patienten auch das Ende aller Handlungsmöglichkeiten der Pflege darstellt.

Zusammenfassend kann festgestellt werden, dass die Orientierung in allen Gesprächen an mehreren Stellen aufgetaucht ist und nie divergent oder oppositionell diskutiert wurde.

Orientierung „Pflegeverantwortung ist komplex, facettenreich und erfordert Abgrenzung"

Die Komplexität und Vielfalt der Pflegeverantwortung wurde von allen Diskutanten wahrgenommen, verantwortungsvolle Pflege wurde als herausfordernd erlebt. Teilweise war Abgrenzung erforderlich, damit die Aufgaben bewältigbar blieben.

> Zunächst wird eine Sequenz aus der GD 2 vorgestellt, welche die Breite der Pflegeverantwortung plastisch beschreibt.
>
> *M 2: [...] sichergestellten PsychKG-Patienten [...] haben wir noch fünfzig andere Patienten, so. Ähm, das heißt, wir haben noch fünfzig andere Verantwortlichkeiten, ähm, mit teils, ähm, Schwerkranken oder sich in der Genesungsphase befindlichen Patienten, auch mit Schlafstörungen, mit irgendwelchen anderen Problemfeldern, ähm, die man nicht außer Acht lassen darf . Und dazu, wie gesagt, die Verantwortung auch für sich selbst, für die Pflegehelfer . [...] das ist alles, ähm, sehr viel komplexer und eng getakteter geworden und, ähm, schwieriger . [24.17]*
>
> *M 2: [...] W2: [...] M 2: .[...]*
>
> *M1: [...] Also, wenn bei gleichbleibenden personellen Ressourcen die Betreuungsleistung für diese Menschen richtigerweise sicherlich steigt, ähm, wer fällt denn dann hinten rüber, ne? Das sind die Leute, die nichts sagen, die still sind, die, ähm, ja, sich auf das Zimmer zurückziehen, wo man vielleicht froh ist, dass man, ne, das Pseudogefühl hat, man hat die Lage im Griff, [25.00] die Station ist ruhig, es läuft, ne . Und was man auch wirklich nicht verachten darf, ähm, ist das Gefühl, ähm, dass man dann in dem Moment, wo man dann nichts, also, wenn alles erfüllt ist und sich vielleicht dann mal hinsetzt, dass man dann keine Lust hat, mehr, ähm, authentisch und voller Schaffensdrang, ähm, auf diese Menschen zuzugehen und, also, ich mache viel weniger Spaziergänge, will ich damit sagen, ich mache viel weniger, ähm, Freizeitangebote, ich, ähm, führe viel weniger, ähm, kommunikative Geschichten mit den Leuten, ähm, mit ehrlichem Interesse . Ich merke, dass meine emotionale Beteiligung an den Leuten sinkt, einfach, weil meine Arbeitsbelastung steigt . Ähm, das finde ich persönlich richtig schlimm. Das ist nicht nur so eine einfache Beobachtung, das ist tatsächlich so . [25.45]*
>
> Über das Aufzeigen der Vielfalt und Breite der „fünfzig Verantwortlichkeiten" beschreibt M2 die zunehmende Arbeitsverdichtung als belastend. Nach W2 bestätigt M1 und ergänzt,

dass Patienten nicht mehr angemessen versorgt werden (*„Leute hinten rüber fallen"*) und dass er mit weniger *„ehrlichem Interesse"* mit den Patienten kommuniziert und seine emotionale Beteiligung in der Folge sinkt.

In den Folgeäußerungen werden weitere Bereiche der gestiegenen Verantwortung erzählt, dabei wird durch M2 und dann durch W1 bestätigt, dass die emotionale Beteiligung bei zu hohem Arbeitsdruck sinkt.

> **W1:** *[...] Und, ähm, also, ich habe versucht, immer gut Verantwortung zu übernehmen, aber ich musste auch [28.00] lernen, nicht verantwortlich zu sein für einige Dinge, um überhaupt noch, ähm, motiviert oder um überhaupt noch an der Arbeit zu überleben . [28.11]*

Im Anschluss folgt ein Austausch, wie und an welchen Stellen Verantwortung zurückgewiesen werden kann.

Die Breite und Komplexität der Pflegeverantwortung wurde in der GD 2 mehrfach explizit beschrieben. Beispielsweise bestand Konsens, dass die Bezugspflege einen sehr großen eigenverantwortlichen Bereich mit vielen Gestaltungsräumen schaffe, und in deren Rahmen *„psychologisch angelehnte Themen, wo man auch richtig ins Eingemachte geht"* [Z 854] bearbeitet würden. Die Feststellung, dass Verantwortung Zeit und Freiraum brauche (*„man arbeitet so nahe am Patienten"* [Z 858]) fand Zustimmung, wie auch die explizite Beschreibung der Krankenpflege als *„eine Kunst"* [Z 860]. Mehrfach wurde debattiert, dass es zu viel Verantwortung gebe (*„man schafft nicht, fertig zu werden, muss man anfangen, Abstriche zu machen"* [Z 318]. Implizit wurde die Komplexität bestätigt, wenn beispielsweise die Abwägungsprozesse in Dilemmasituationen dargelegt wurden. Dass die komplexen Aufgaben im Zusammenhang mit dem erlebten Personalmangel dazu führen kann, dass die *„Kraft weg geht"* [Z 579 u.a.] und die emotionale Beteiligung sinke, war mehrfach gemeinsames Erleben. So bestand Konsens, dass das Ablehnen von Verantwortung als Strategie [ab Z 641] erforderlich sei um sich zu schützen.

In der GD 1 zeigen die Diskutanten Einvernehmen bezüglich der differenzierten Abwägungsprozesse bei Entscheiden, zunächst bei restriktiven Maßnahmen [Z 39]. Der Konsens, dass *„unterschiedliche Meinungen auch über ganz grundsätzliche Sachen"* [Z 376] die Verantwortung erschwere, wohingegen ein gemeinsames Konzepte hilfreich sei [Z 334], sowie der Diskurs, dass man Verantwortung lernen müsse [Z 905], verdeutlichten ebenfalls die Komplexität. Auch hier wurde konsentiert, dass man Verantwortung zurückweisen müsse, wenn man es nicht mehr (allein) schaffen könne [Moves ab Z 613]. Später wurde beklagt, dass die Umstände es nicht erlaubten den selbst gesetzten Zielen (beispielsweise die *„Bezugspflege machen"* [Z 1107]) zu entsprechen und man *„nur Feuerwehr spielen"* [Z 1114] könne.

Die Diskutanten der GD 3 beklagten ihre Entscheidungsräume als extrem beschnitten. Ein „Zuviel an Verantwortung" war hier kein Thema. Es bestand jedoch Konsens, dass Entscheidungen im Verlauf psychiatrischer Behandlung und Pflege sehr schwierig sein könnten und dass gemeinschaftliches Entscheiden hier hilfreich und für den einzelnen entlastend wäre [ab Z 610]. Es wurden auch Beispiele großer Verantwortung aus der Vergangenheit erzählt [Z 138]. Eine Proposition, dass die Pflegenden weniger Verantwortung wollen als die Vertreter der akademischen Berufe, wurde im Diskurs umgehend verworfen [ab Z 95]. Die Diskutanten der GD 3 forderten keine Begrenzung des Verantwortungsbereichs, da dieser ohnehin als unangemessen eng erlebt wurde und dieses Thema sich nicht stellte. Es gab zu dieser Frage im gesamten Diskurs keine Aussage, die im Widerspruch zu den Konsensen der GD 1, 2 und APP stand.

In der GD APP wurde die Komplexität und Vielseitigkeit der Pflegeverantwortung häufig und mit vielen Beispielen von Alltagssituationen erläutert. Viele Hintergründe und Teilaspekte wurden im includierenden Modus debattiert; u.a. dass die APP „*ganz alleine d*a" [Z 114] bzw. eine „*Einzelkämpfertätigkeit*" [Z 561] sei, dass die Patienten sehr krank entlassen würden [Z 244, 563] und mehrere Diagnosen hätten [Z 332], dass sie sehr vielseitigen Hilfebedarf bezüglich ihrer Alltagsbewältigung und der Therapien hätten [Z 440; 477, 497], dass einzelne Themen schwierig seien [Z 56; 124; 610] und dass -im Gegensatz zur stationären Arbeit- immer nur eine „*Momentaufnahme*" [Z 225] des Patienten erfasst werden könne. Die Grenzen der Handlungsmöglichkeiten müssten dem Patienten rückgemeldet werden [Z 269, 620]. Auch in der APP müssten die Pflegenden auf die eigenen Grenzen achten („*da denk' ich, hab' ich schon ne moralische Verantwortung mir gegenüber auch*" [Z 555]).

Orientierung „*Verantwortung zu haben macht Spaß und beinhaltet Wertschätzung; ein beschnittener Handlungsrahmen ist belastend und kränkend*"

Entscheidungs- und Gestaltungsräume zu haben gab Pflegenden das Gefühl der Wertschätzung. Umgekehrt wurde es kränkend erlebt, wenn diese beschnitten waren.

Hier wird die abschließende Sequenz aus der GD APP vorgestellt. Zu Beginn der Sequenz beendet die Forscherin eine Gesprächspause mit der offenen Frage, inwiefern die Verantwortung Spaß mache, um ohne Themensetzung weitere Erzählungen aus dem Berufsalltag zu evozieren.

> *W1: Also, mir macht dieser, ich mach' den Job ja jetzt schon seit zwanzig Jahren, und, ähm, ich, also, wenn ich das mal so, wenn ich mir das immer wieder so angucke, dann is es tatsächlich, dass das, das is grade so dieser Gestaltungsspielraum, den ich habe, ähm, in meinen Terminen. Dass ich also, ähm, selber gucken kann, was ich mit den, ähm, was ich den Klienten anbiete, ne, was ich mit den Klienten tue,*

> *wie ich die Beziehung gestalte. Und das is, das hat für mich schon nen großen Wert.*
> *[1.06.00]*
>
> *M2: Ja, dem würd' ich mich anschließen. Ich finde auch, man kann viel gestalten.*
> *Das, was man an Absprachen trifft, schmeißt, wenn überhaupt, der Patient über'n*
> *Haufen. Und nich irgendwelche Kollegen, [...]. Das finde ich schon gut, die selb-*
> *ständige autonome Arbeit, das, ähm, finde ich, das gibt viele Möglichkeiten. Das*
> *fordert, aber, es gibt auch viele Möglichkeiten. [1.06.34]*
>
> *M1: Bei mir is es die Dankbarkeit, die viele Klienten zeigen, also, das stell' ich wirk-*
> *lich fest, das hat man im stationären Bereich weniger. [...]. Und, ähm, was auch*
> *eben die Kollegin und der Kollege grade sagten, dass wir unsern Beruf frei gestalten*
> *können, das is einfach ne, ähm, hervorragende Sache. Das hat ja auch dann was*
> *mit, ähm, mit Wertschätzung unsererseits zu tun, weil wir, im Prinzip, ähm, können*
> *das Ganze gestalten. [...] Und, ähm wir haben eben so'n bisschen Kreativität so, wir*
> *sind die Regisseure [1.08.00] noch. Und is auch en bisschen Regiearbeit, die wir*
> *machen. Es kommt nur unterschiedlicher Film bei raus. (lachen) [...].*
> *[1.08.18]*
>
> *M3: Nee, ich kann mich dem nur anschließen, dass ne Verantwortung häufig also*
> *viel Freiraum mit sich bringt, und das bekommt mir persönlich immer ganz gut. [...]*
> *und, ich hätte nämlich im stationären Setting nich weiter gearbeitet [1.09.06]*

Auf den von der Forscherin gestellte Frage nach „Spaß" folgen keine Erzählungen von beruflichen Situationen, sondern W1 bilanziert ihre gesamten 20 Jahre hinsichtlich der Frage was Zufriedenheit generiert und resümiert, dass es der Gestaltungsraum in der Zusammenarbeit mit den Klienten ist. Diese Handlungsautonomie wird mehrfach als beglückend und wertschätzend validiert. Sie ermöglicht auch die Wahrnehmung der Erfolge eigenen Handelns und zeigt sich in der Rückmeldung der Klienten. Die Diskutanten betonen hinsichtlich der Handlungsautonomie den Unterschied zur Arbeit im stationären Bereich.

In der GD APP war auch schon im vorhergehenden Gesprächsverlauf vielfältig angesprochen worden, dass breite Handlungsräume gegeben seien und gerne gefüllt würden und dass dies den Pflegenden ein Gefühl der Bestätigung vermittle. Kompetenzen (im Sinne von Befugnissen) zu haben wurde explizit als wertschätzend beschrieben [Z 543, auch Z 662].

In den GD 1 und GD 2 wurden sehr viele Situationen erzählt, in denen Verantwortungsübernahme als erfüllend erlebt wurde. Sehr explizit wurde in GD 2 die Bezugspflege als [Z 857] Voraussetzung für einen breiten autonomen Handlungsrahmen beschrieben, was in der gesamten Einrichtung Gültigkeit habe („*ich glaube auch, dass wir das alle so leben, ne*" [Z 876]). Dass die Bedingungen es oft nicht erlauben, den eigenen Ansprüchen an Verantwortung gerecht zu werden, frustrierte und wurde als kompetenzbeschneidend [Z 544] erlebt. Eine Kollegin fühlte sich „beleidigt" [Z 575], wenn formale Aufgaben („*das Kreuzchen richtig gemacht*" [Z 583]) wichtiger waren als ihr „*eigentlicher Beruf*" [Z 589].

In der GD 3 dominierte die Unzufriedenheit mit dem vorhandenen engen Handlungsrahmen das gesamte Gespräch. Gestaltungsräume bestanden in der engen Zusammenarbeit mit einzelnen Patienten oder in kleineren Handlungsnischen. Die Pflegenden fühlten sich „kleingehalten" [Z 121]. Schwer aushaltbar („*...da ruhig bleiben, ähm...*"[Z 129]) sei es, wenn andere Berufsgruppen entgegen der Einschätzung der Pflege gegen das Patientenwohl entschieden. Mehrfach validiert wurde die Aussage einer Kollegin, welche die Situation auf den Punkt brachte [Z 693]: *„Mit den Patienten zu arbeiten, hat mir in immerhin 38 Jahren immer Spaß gemacht und wird es auch bis zu meiner Rente wahrscheinlich Spaß machen. Aber das ganze Drumherum ist einfach scheiße".*

Weitere konsentierte Orientierungsfiguren

Über die bislang explizit dargelegten Orientierungen zeigen sich weitere homologe fallübergreifend gültige Sinnstrukturen (vgl. Anlage 11). Obschon Verantwortung zu haben gewünscht war und als erfüllend und beglückend erlebt wurde bestand Konsens, dass vor einer Ausweitung der Befugnisse die Voraussetzungen geklärt sein müssen. Dies betrifft u.a. Kompetenzen (explizit wurde in GD 1 und GD 2 der erforderliche Lernprozess beschrieben), Sicherheit (dieser Aspekt wird explizit unter „weitere Typiken" beschrieben) und einen angemessenen Umgang mit Fehlentscheidungen; vor allem müssten die personellen Voraussetzungen (auch im Nachtdienst, explizit GD 1 und GD 2) erfüllt sein. Sehr unterstützend wäre oder ist eine positive Zusammenarbeit innerhalb des Teams bzw. mit den Ärzten bei gemeinsamen Vorstellungen in Grundfragen. In der GD APP wurde hinsichtlich der Erweiterung der Handlungsräume vorgeschlagen, dass die Pflege die Befugnis haben sollte zusätzliche Therapien und Angebote zu verordnen. Hier herrschte Konsens, dass Pflege den Überblick über diesbezügliche Bedarfe der Patienten habe und auch Sorge dafür trage, dass diese Leistungen vom Arzt angeordnet und vom Patienten wahrgenommen werden. Es wäre also richtig und würde Wertschätzung zum Ausdruck bringen, die entsprechenden Befugnisse zu haben. Konkludiert wurde zu dieser Frage, dass Klärungsbedarf bestehe.

Ein gemeinsames Verständnis gab es auch zur Bedeutung von Erfahrungswissen. In allen Gesprächen kam das Thema vielfältig und in includierender Rahmung über Begrifflichkeiten wie z.B. „Bauchgefühl", „intuitiv", „routiniert", „zweifelsfrei spontan entscheiden", „Impuls" sowie durch die explizite Beschreibung handlungsleitender Erfahrungen zum Ausdruck. Dies lässt sich u.a. daran erkennen, dass in allen Gesprächen das intuitive Wissen als relevant für die Entscheidungsfindung in der Eingangssequenz frühzeitig zur Sprache gebracht wurde (GD 1 in Z 16; GD 2 in Z 20; GD 3 in Z 8; GD APP: in Z 33).

5.6. Basistypik der psychiatrischen Pflegeverantwortung

Auf der Basis eines guten Bündnisses mit dem Patienten sind patientenorientierte Pflegeentscheidungen in Risikosituationen möglich. Diese und weitere Aspekte der Pflegeverantwortung stellen komplexe Herausforderungen dar und erfordern die Anwendung verschiedener Strategien und das Einbringen von Erfahrungswissen. Wenn Pflegende keinerlei Entscheidungsbefugnisse für Situationen haben, in denen sie gut Entscheidungen im Patienteninteresse treffen könnten, spüren sie ein Dilemma. Im hohen emotionalen Engagement für die Befriedigung der Patientenbedürfnisse zeigt sich die Grundhaltung der Fürsorge. Zu viele Verantwortlichkeiten im Kontext mit mangelnden Voraussetzungen führen zum Gefühl der Überforderung oder zur Zurückweisung von Verantwortung. Hierbei spielt die Personalsituation eine große Rolle. Sofern Handlungsräume für die Pflege bestehen und diese nicht überfordernd sind, werden sie genussvoll und wertschätzend erlebt. Mit gegebenen Voraussetzungen ist eine Ausweitung der Entscheidungsbefugnisse gewünscht. Dieser Wunsch beschränkt sich nicht auf Personen oder Situationen in denen der Handlungsraum als eng erlebt wird.

5.7. Weitere Typiken

Neben den über alle Gruppen hinweg konsentierten Orientierungen gab es Themen und Aussagen, die nicht überall Gültigkeit oder Bedeutung hatten. Das Thema der Rückgabe von Verantwortung an den Patienten wurde nur in der APP explizit behandelt, war dort aber der zentrale Aspekt. In allen Kliniken beschrieben die Diskutanten ihr Dilemmaerleben, wenn im Namen der Sicherheit gegen den Patientenwillen gehandelt wurde; dies hatte in der APP marginale Bedeutung. Weiter gab es Orientierungen, die nur in einer von drei Kliniken relevant waren, z.B. dass die Pflegeverantwortung gegenüber früher weniger geworden sei (in den anderen drei GD wurde die Zunahme der Pflegeverantwortung beschrieben).

Solche Unterschiede belegen die kontextabhängigen Aspekte der Pflegeverantwortung. So hat das Setting „stationäre psychiatrische Versorgung" einen Ordnungsauftrag (vgl. Kap. 2.6.) und muss damit Schutz rund um die Uhr gewährleisten, während dies in der ambulanten Situation nicht möglich ist. Im Folgeschritt wurde daher im Rahmen der soziogenetischen Typenbildung geprüft, ob sich über die maximale Kontrastierung (vgl. Kap. 4.2.3.) weitere Typiken von der Basistypik abgrenzen lassen. Inwieweit dies bezüglich der Themen „Rückgabe von Verantwortung an die Patienten" sowie „Sicherheitsparadigma" gelingt, zeigen die Folgeabschnitte. (Um die spezifischen Orientierungen der GD 3 maximal zu kontrastieren wäre eine größere Anzahl von Fällen erforderlich gewesen, daher wird dieser Schritt unterlassen.)

Orientierung: „souverän bei klar abgrenzbarem Handlungsrahmen"

Die APP hat zwar einen breiten Handlungsrahmen, dieser oszilliert aber zwischen klaren Grenzen: der Hinzuziehung des Facharztes einerseits und andererseits der Rückgabe der Verantwortung an die Patienten. Das Textmaterial einer Sequenz, welche diese häufig angesprochene Thematik gut verdeutlicht ist, in Anlage 13. Schon vor dieser Sequenz war konkludiert worden, dass ein Bündnis mit dem Patienten das Management von Suizidalität ermögliche und dass eine Information des Facharztes nicht nur haftungsrechtlich entlaste. Manchmal sei es sehr schwierig, das richtige Angebot zu finden („*manchmal muss man halt sagen, so is das Leben*"[Z 141]). Dem Patienten die Eigenverantwortung zu lassen ist keine Entscheidung der Pflege, sondern in der ambulanten Situation zwangsläufig. Nicht nur in der zitierten Sequenz wurde deutlich, dass die Eigenverantwortung des Patienten die Pflege entlastet. Den Pflegenden war auch bewusst, dass der Patient das Hausrecht hat. Sie wussten, dass die Eigenverantwortung des Patienten ethisch und fachlich richtig ist und die Pflege am besten „Hilfe zur Selbsthilfe" [Z 620] leistet. (Auch der verordnete/finanzierte Umfang der ambulanten Pflege stelle eine Begrenzung des Hilfeangebots dar.) Später konkludierte die Gruppe, dass die breiten Gestaltungsräume viel Spaß machen und anhaltende berufliche Zufriedenheit ermöglichen und dass das „alleine arbeiten" viele Vorteile hat.

In keiner GD der Kliniken kam der Aspekt der Eigenverantwortung der Patienten zur Sprache. Bezüglich der haftungsrechtlichen Verantwortung herrschte Unsicherheit (s.u.). Das „Teilen oder Abgeben der Verantwortung" innerhalb des Teams oder durch die Hinzuziehung des Arztes sei grundsätzlich eine Möglichkeit der Entlastung, aber ob es klappen kann oder in Anspruch genommen wird hängt sehr von der Situation ab.

Orientierung „Dilemmaerleben bei ausgeprägtem Sicherheitsparadigma"

Eine starke oder gar starre Orientierung am Sicherheitsgedanken führt oft zu Entscheidungen gegen das Patienteninteresse bzw. zu situationsunangemessenen Entscheidungen. Dies stellt für Pflegende in Dilemma dar. Dieser Aspekt wurde in allen Gruppen zu Gesprächsbeginn im Zusammenhang mit der Fallvignette thematisiert. Die Diskussion der Einstiegspassage in der GD 3 kann in den Anlagen 9 und 10 nachgelesen werden. Als weiteres Textmaterial wird eine Sequenz aus der GD 2 in der Anlage 13 vorgestellt.

Das „safety-first-Paradigma" wurde im weiteren Gesprächsverlauf häufig aufgegriffen. Als relevantester Faktor für eine Bedrohung der Sicherheit wurde die Personalsituation genannt.

Die Diskutanten schilderten Situationen in denen restriktive Maßnahmen durchgeführt wurden, die bei höherer Personalbesetzung nicht erforderlich wären. Es bestand Konsens, dass diese Umstände bedauert und als belastend erlebt werden. Den Pflegenden waren die negativen Auswirkungen auf die Arbeitsbeziehung zum und auf das Befinden des Patienten deutlich bewusst.

Auch in GD 1 wurde die Thematik mehrfach thematisiert und es wurde konkludiert, dass Sicherheit und Sorgen vor Bedrohung oder Kontrollverlust das Handeln gegen den Patientenwillen bzw. restriktive Maßnahmen rechtfertigen. Auch hier wurde die Personalsituation als sehr relevant geschildert. Auch hier wurde gesehen, dass diese Handlungen nicht mit den eigenen Grundwerten übereinstimmen. Konsens bestand zu den Überlegungen, dass Sicherheitsfragen von unterschiedlichen Kollegen unterschiedlich eingeschätzt werden, dass über Abwägungsprozesse oder schrittweises Vorgehen patientenorientierte Lösungen ausgelotet werden können und dass konzeptuelle Klarheit das Gefühl von Sicherheit erhöhen kann.

Die Diskutanten in der GD 3 hatten ebenfalls Konsens zum Dilemmaerleben. Sie erlebten das Sicherheitsdenken in ihrer Einrichtung der Risikokontrolle und formalen Absicherung verpflichtet und waren hier weisungsgebunden (andernfalls würden Sanktionen befürchtet). Deshalb müssten sie Entscheidungen umsetzen, die sie selbst so nicht treffen würden. Konsens bestand, dass die Pflegenden vieles entscheiden *könnten* (teilweise besser als die entscheidenden Ärzte/Akademiker) und in der Vergangenheit auch durften (und dass sie dabei richtig entschieden haben). Eigentlich sollte bei großen Risiken oder komplexen Fragen in Team entschieden werden, doch die hierarchischen Strukturen, der Absicherungsgedanke und die vorherrschende Fehlerkultur verhindern dies. Die Empörung der Pflegenden über diesen Sachverhalt schien im gesamten Diskussionsprozess immer wieder neu auf, sie beeinträchtigt deutlich die berufliche Zufriedenheit.

In der APP zeigte sich der Sachverhalt ganz anders. Dass ein Dilemma zwischen dem Patientenbedürfnis und der rechtlichen Garantenstellung bestehe, wurde von einem Pflegenden im Gesprächsverlauf sogar zweimal als Proposition aufgeworfen [Z 30 und Z 155]. Jeweils folgte aber eine oppositionelle Anschlussäußerung, welche dann konkludiert wurde. Die Pflegenden lösten das Problem (einer möglicher Interventionen gegen das Patienteninteresse im Namen der Sicherheit) über die Hinzuziehung des Facharztes (der ggfs. eine Einweisung veranlassen kann) und über die Rückgabe der Verantwortung an den Patienten (s.o.).

„Typik stationär" und „Typik ambulant"

Der Handlungsauftrag und die Rahmenbedingungen der stationären und der ambulanten psychiatrischen Pflege unterscheiden sich sehr. Zur herausgearbeiteten Basistypik traten neue Dimensionen hinzu, die sich im Kontext mit dem Setting zeigten. Das Dilemma zwischen Patientenorientierung und Sicherheitsgebot wurde von allen angesprochen, aber ausschließlich in den Kliniken als relevant konsentiert. Die ambulante Pflege kann und will (und muss) die Sicherheit des stationären Settings nicht gewährleisten; im Zweifel wird dieser Wertekonflikt an die Fachärzte delegiert. Im stationären Rahmen schätzten alle Pflegenden ein, dass mehr Patientenorientierung möglich wäre, ohne dass unkontrollierbare Situationen drohen – wenn auch unter verschiedenen Voraussetzungen (mit besserer Personalausstattung, mit besserer multiprofessioneller Zusammenarbeit, mit einer angemesseneren Fehlerkultur und weniger Beschneidung der pflegerischen Handlungsräume, mit mehr konzeptueller Klarheit und Sicherheit etc.). Die stationär Pflegenden leiden darunter, wenn das Befinden des Patienten und ihre Arbeitsbeziehung zum Patient beeinträchtigt werden, sofern die Handlungen zur Herstellung der Sicherheit als vermeidbar oder überzogen eingeschätzt werden. Darüber hinaus variiert der Handlungsrahmen der stationären Pflege zwischen den Kliniken und teilweise auch innerhalb der Einrichtung zwischen den Stationen stark. Dort wo sie etabliert ist wurde die Bezugspflege als stark Verantwortung ermöglichend beschrieben. Die APP beschreibt einen sehr weiten Handlungsraum, der gleichzeitig der wichtigste Grund für die berufliche Zufriedenheit ist. Trotz der Breite der Verantwortung erlebt die APP diese weit weniger belastend, als die stationären Mitarbeiter. Die Eigenverantwortung des Patienten, die Delegation von Entscheidungen zur Gewährleistung von Sicherheit an den Facharzt sowie der über die im Rahmen der Verordnung definierten Zeitkontingente schaffen klare Grenzen. Trotz vieler divergenter Passagen und unterschiedlicher Einschätzungen in fachlichen Themen im Diskurs der APP gab es bezüglich der Grenzen der Verantwortung gemeinsame Vorstellungen.

6. Diskussion

Dieses Forschungsprojekt wollte ermitteln, wie psychiatrisch Pflegende Verantwortung erleben und was ihre Bereitschaft zur Verantwortungsübernahme beeinflusst. Im Folgenden wird zunächst geprüft, ob und inwiefern die Ergebnisse bedeutsam sind und Schlussfolgerungen erlauben; anschließend wird diskutiert ob und inwiefern sie vertrauenswürdig sind.

6.1. Einschätzung der Ergebnisse

Obschon die Praxis der Verantwortungsübernahme in der psychiatrischen Pflege sehr heterogen erlebt wurde (vgl. Kap. 5.3. und 5.7.) ließen sich einige für alle gültige Orientierungen als Basistypik (vgl. Kap. 5.5. und 5.6.) herausarbeiten. Inwiefern die gewonnenen Erkenntnisse (un-)erwartet, neu, hinreichend, stimmig, aussagefähig, relevant und priorisierbar sind, soll im Abgleich mit zentralen Aussagen (vgl. Kap. 2) sowie aktuellen Befunden zu Einzelaspekten geklärt werden. Die Beschreibung des Merkmalraums (vgl. Kap. 5.2. und Grafik 1) macht deutlich, dass stimmige Handlungsmaßstäbe einerseits sowie im Arbeitsfeld gegebene Voraussetzungen andererseits für die patientenorientierte Gestaltung der Verantwortung erforderlich sind. Die Maßstäbe müssen bezüglich ihrer Inhalte wie auch ihrer Grenzen (Gültigkeitsbereich) geklärt sein. Inhaltlich müssen sie mit zentralen Grundannahmen übereinstimmen; dies beinhaltet, dass Inhalte und Ziele konsentiert sind, wenn mehrere Akteure zusammenwirken.

Ziele, Inhalte und Grenzen der Pflegeverantwortung

Die Basistypik zeigt, dass psychiatrisch Pflegende die Pflegeverantwortung gerne, engagiert und im fürsorgeethischen Sinn übernehmen. Sie wollen den Bedürfnissen der Patienten gerecht werden und Sicherheit gewährleisten. Im stationären Setting ist für die Pflege das Aufrechterhalten der Kontrollierbarkeit eine Handlungsmaxime im Umgang mit Risikosituationen. Darüber hinaus führen Pflegende im Namen der Sicherheit restriktive oder anderweitig nicht patientenorientierte Maßnahmen durch, die aufgrund verschiedener Umstände erforderlich (also grundsätzlich vermeidbar) sind. Das vielfach berichtete Dilemmaerleben zeigt, dass zentrale Inhalte und Handlungen der Pflegeverantwortung nicht immer mit den eigenen Grundwerten übereinstimmen.

Verantwortung dient der Kontrolle von Risiken und die psychiatrische Klinik hat die Aufgabe, Menschen in Gefährdungssituationen vor sich selbst und anderen zu schützen, ggf. auch gegen deren Willen (vgl. Kap. 2.6.). Hierfür existieren neben umfänglichen Rechtsregelungen auch eine Vielzahl von Empfehlungen (z.B. Deutsche Gesellschaft für Psychiatrie, Psychotherapie und Nervenheilkunde, 2010; Task Force „Ethik in Psychiatrie und Psychotherapie" der DGPPN, 2014). In der Praxis suchen Pflegende Lösungen zwischen rigidem Sicherheitsparadigma und Patientenorientierung (Bjorkdahl, Palmstierna, & Hansebo, 2010; Ejneborn Looi, Gabrielsson, Savenstedt, & Zingmark, 2014). In den Gruppendiskussionen belegten die Pflegenden, dass es häufig vermeidbare Aspekte waren, welche die (von den Pflegenden gewollte) Realisierbarkeit der Patientenorientierung einschränkten, vorrangig die Personalbesetzung. Für psychiatrische Kliniken ist bestätigt, dass sowohl Übergriffe wie auch Zwangsmaßnahmen mit der Personalbesetzung in Verbindung stehen (Bowers, Allan, Simpson, Nijman, & Warren, 2007; Staggs, 2013; Staggs, Olds, Cramer, & Shorr, 2017). Gleichzeitig ist bekannt, dass die klinische Pflege hierzulande bezüglich der Vorgaben und im Verhältnis zu anderen Berufsgruppen die schlechteste Personalbesetzung hat (Löhr et al., 2014). Es gibt Befunde, dass viele Milieufaktoren das Aufkommen von Gewalt und Zwang beeinflussen (z.B. Bowers et al., 2015), und dass die Anzahl restriktiver Maßnahmen zwischen den Kliniken sehr streut, und dies nicht allein über Patientenmerkmale erklärt werden kann (Steinert, 2011). Die Bedingungen der Station haben demnach hohen Einfluss auf das Vorkommen von Gewalt und Zwang. So ist leicht nachvollziehbar, dass Pflegende etliche restriktive Maßnahmen als vermeidbar einschätzen.

Darüber hinaus verhindern vielerorts dienstrechtliche Bestimmungen, dass Pflegende über Lockerungen oder Beendigungen von restriktiven Maßnahmen entscheiden, selbst bei Nichterreichbarkeit des Arztes. Diese Praxis wurde in den Gruppendiskussionen mehrfach bestätigt. Zwangsmaßnahmen sind immer nur solange erforderlich, bis mit betroffenen Menschen ein tragfähiger Kontakt hergestellt werden kann (Walter, Nau, & Oud, 2012, S. 30ff.). Damit ist es untragbar, dass diejenige Personengruppe, welche die Zwangsmaßnahme begleitet, nicht über ihre Beendigung entscheiden kann. Selbst die Bundesärztekammer empfiehlt, Pflege in solche Entscheidungen einzubinden (ZEKO der Bundesärztekammer, 2013).

Im ambulanten Setting stellt die Eigenverantwortung des Patienten eine zentrale Orientierung dar, auch im Kontext des Themas Sicherheit. Diese wurde in *keinem* der Gespräche in den Kliniken zur Sprache gebracht. Bei der Befragung psychiatrisch Pflegender in Neuseeland hingegen war „fostering patient responsibility" ein zentraler Inhalt der Pflegeverantwortung (Manuel & Crowe, 2014). Da Empowerment und Selbstmanagementförderung wesentliche Bestandteile einer zeitgemäßen recoveryorientierten psychiatrischen Pflege sind

(Barker & Buchanan-Barker, 2013; Jönsson et al., 2014; Rabenschlag, 2011; Richter, Schwarze, & Hahn, 2014) erstaunt die Nichtnennung dieser Thematik. Möglicherweise kann dies darauf zurück geführt werden, dass die international gut etablierte Selbstmanagementförderung hierzulande bislang kaum Eingang in die psychiatrische Versorgung gefunden hat (Rosenbach & Ewers, 2013). Und Pflegende erleben die Institution nicht als unterstützend, wenn es darum geht positive Risiken einzugehen (Burr & Richter, 2016). Eine Rolle dürfte auch spielen, dass für den Umgang mit den Paradoxien zwischen Eigenverantwortung und psychiatrischer Hilfebedürftigkeit (Lakeman, 2016) konzeptuelle Klarheit erforderlich ist, die vielen Praktikern fehlt (ebd., Jansen & Hanssen, 2016). Zudem können psychiatrische Praktiker die Patientenautonomie nur unterstützen, wenn sie ihre Fähigkeiten Paradoxien und Ambiguitäten auszuhalten erweitern (Dahm & Kunstreich, 2014).

Pflegende erleben ihre Verantwortungsbereiche in allen Settings als breit, facettenreich und komplex. Dies lässt sich mit der Vielseitigkeit der Hilfebedarfe psychiatrischer Patienten (vgl. Kap. 2.6.) erklären, wie auch mit der unscharfen Konzeptualisierung der Pflegearbeit (vgl. Kap. 2.2.). Unkonkrete Konzepte könnten außerdem in Teilen erklären, dass in den Gruppendiskussionen einzelne Orientierungen nicht fallübergreifend geteilt werden und viele inhaltliche Fragen divergent diskutiert wurden. In der Alltagspraxis verursachen konzeptuelle Unschärfen jedoch Stress (Jansen & Hanssen, 2016) und sie schwächen die Position der Pflege im multiprofessionellen Diskurs (Delaney & Johnson, 2014). Beide Aspekte wurden in den Gruppendiskussionen betont. Dabei gibt es eine Fülle von Beschreibungen der Pflegeaufgaben (Cleary, Horsfall, O'Hara-Aarons, Jackson, & Hunt, 2012; Delaney & Johnson, 2014; Fung, Chan, & Chien, 2014), auch für Deutschland (Schoppmann & Lüthi, 2009; Weissflog, Schoppmann, & Richter, 2016). Offensichtlich sind sie den Pflegepraktikern nicht bekannt oder sie passen nicht zu deren Alltagpraxis.

Klare Grenzen der Pflegeverantwortung geben Handlungssicherheit, dies belegt die „Typik ambulant" sehr eindrucksvoll. Damit erklärt sich mindestens in Teilen, warum die APP trotz sehr breiter Gestaltungsräume und obschon die Pflegenden als „Einzelkämpfer" arbeiten, weitaus weniger Stress und Unzufriedenheit mit der Verantwortung berichtete, als die stationäre Pflege. Es liegt auf der Hand, dass die Klärung und Begrenzung der Pflegeverantwortung im stationären Setting deutlich komplexer ist: die Hilfebedarfe sind höher, die Behandlungs- und Hilfeangebote vielfältiger, und viele Akteure teilen sich die Begleitung und Hilfeangebote über 24 Stunden täglich. In den Teams sind Konsense über das Therapiegeschehen genauso erforderlich wie Abstimmungen zu den Aufgaben einzelner Teammitglieder (Abderhalden, 1999). Dass die ärztliche Letztverantwortung und damit sein fachliches Weisungsrecht die Pflege bezüglich ihrer autonomen Handlungsräume irritiert und beschneidet, ist schon lange bekannt (Tewes, 2002, S. 17). Am Beispiel der Einschätzung von Suizidalität belegt Löhr (2013) wie unsinnig, ethisch bedenklich und riskant für betroffene Patienten es ist, wenn stationär Pflegenden hier diese Kompetenzen abgesprochen werden (wohingegen von ambulant Pflegenden die Einschätzung der Suizidalität täglich gefordert ist). Es hängt von Werten und Haltungen sowie Kompetenzen aller Beteiligten, wie auch von Strukturen und Prozessen in der Einrichtung ab, ob die Zusammenarbeit und eine gute Aufgabenklärung gelingen (Fagin & Garelick, 2004; Schärli, Müller, Martin, Spichiger, & Spirig, 2017); eine Einzelperson hat hier nur bedingt Einfluss.

Voraussetzungen der Pflegeverantwortung

Nur bei gegebenen Voraussetzungen können die Handlungsräume der Pflege weit sein (vgl. Kap. 5.2.). Pflegende brauchen Autorität bzw. Befugnisse wie auch Kompetenzen. Weiterhin müssen strukturelle Voraussetzungen gegeben sein (vgl. Kap. 2.7.).

Die Basistypik verdeutlicht, dass zunächst die Beziehung zum Patienten darüber entscheidet, ob Pflegende in Risikosituationen patientenorientiert entscheiden können, außerdem sind Erfahrungswissen wie auch Wissen über den konkreten Patienten hilfreich. Der Verantwortung gerecht zu werden erfordert die Anwendung vielfältiger Strategien.

Nach dem handlungsorientierten Professionsverständnis müssen Pflegeentscheidungen auf Regelwissen und hermeneutischem Fallverstehen basieren (vgl. Kap. 2.5.). Das in den Gruppendiskussionen mehrfach als unterstützend angesprochene Erfahrungswissen ist eine wichtige Basis des klinischen Urteilsvermögens (Benner et al., 2000, S. 11ff.) und der hermeneutischen Kompetenz (Bräutigam, 2003; vgl. Kap 2.7.2.). Die Diskutanten zeigten, dass sie dies verstanden haben, indem sie die Bedeutung des Erfahrungswissens mehrfach betonten. Wenn die Bedeutung der Beziehung zum Patienten hervorgehoben wurde ist implizit, dass hierfür psychosoziale Kompetenzen vorhanden sein müssen. Doch in allen Gesprächen nur einmal erwähnt (ohne in der Gruppe konsentiert zu werden) war der Aspekt des „Regelwissens", also des zur Pflegeverantwortung gehörenden Theorie- und Forschungswissens. Offensichtlich wird dieses nicht als bedeutsam für die Pflegepraxis angesehen. Diese Feststellung ist bemerkenswert, da Expertengremien geschlossen von stark steigenden Anforderungen und Kompetenzen der Gesundheitsakteure (Frenk et al., 2010; SVR, 2007) ausgehen, und weil die psychiatrische Pflege in Deutschland ein Bildungsdefizit hat (DFPP e.V., 2016). Vermutlich würde Theorie- und Forschungswissen deutlicher als defizitär empfunden werden, wenn die Pflegende mehr Befugnisse hätten. Auch der sehr geringe Grad der Verwissenschaftlichung der psychiatrischen Pflege in Deutschland (Schulz & Sauter, 2015) dürfte dazu beitragen, dass der Mangel nicht als solcher wahrgenommen wird.

Bezüglich wesentlicher anderer Voraussetzungen zeigten die Gespräche, dass zwischen den Einrichtungen erhebliche Unterschiede in der Verantwortungsübernahme bestehen. Also spielen die Bedingungen seitens der Organisation eine sehr große Rolle. Zu ähnlichen Befunden war Tewes (2002, S. 335) in der Somatik gekommen. In den GD variierten die den Pflegenden zugesprochenen Befugnisse und Kompetenzen zwischen den Kliniken erheblich. In der GD 3 wurde eingeschätzt (und gelitten), dass der Handlungsrahmen der Pflege heute kleiner sei als früher, was sich weder mit den Aussagen der anderen GD deckt, noch mit dem Befund der generell steigenden Anforderungen an Gesundheitsberufe (Frenk et al., 2010). Große Unterschiede zwischen den Einrichtungen gab es auch bezüglich der gelebten Fehlerkultur sowie der interdisziplinären Zusammenarbeit im Team.

Die mangelnde Personalausstattung der stationären psychiatrischen Pflege wurde bereits erwähnt. Zusammen mit der Tatsache, dass immer weniger Arbeitszeit für die direkte Patientenbetreuung aufgewendet wird (Goulter, Kavanagh, & Gardner, 2015; Hoffmann & Rieger, 2010) verwundert es nicht, dass Pflegende mit breiten Handlungsräumen klagen, dass es ihnen nicht mehr möglich sei, den geforderten Verantwortlichkeiten zeitlich und emotional gerecht zu werden.

In den Kliniken spielt die Etablierung von Bezugspflege eine wichtige Rolle. Sie wird als Voraussetzung beschrieben, dass Pflegende patientenbezogen den Pflegeprozess wirksam gestalten können (Manthey, 2011, S. 80ff.; Tewes, 2008; Weidner, 1995, S. 328). In den Gruppendiskussionen wurde dies bestätigt und einige Beispiele belegten, dass durch die Bezugspflege Gestaltungsräume entstanden, die für den Patienten wie auch den Pflegenden sehr gewinnbringend waren.

Zusammenfassend fehlen in unterschiedlichem Maß Voraussetzungen bezüglich der Zuweisung angemessener Befugnisse, der Personalausstattung, der konzeptuellen Klärung, der Umsetzung von Bezugspflege (teilweise) und der Kompetenzen im Sinne des „Regelwissens". Die Diskutanten machten deutlich, dass sie bei fehlenden Voraussetzungen Verantwortung auf Kosten der Patienten zurückweisen *müssen*. Dies hatten die Pflegenden in der Untersuchung von Gabrielsson et al. (2016) identisch berichtet (vgl. Kap. 2.8.).

6.2. Vertrauenswürdigkeit der Methodik und Limitationen

Wenn Studienergebnisse praktischen Nutzen haben wollen müssen sie glaubwürdig, nachvollziehbar und verallgemeinerbar sein. Inwiefern dies zutrifft und wo die Limitationen sind wird über die Analyse der Vorgehensweise, die Diskussion zentraler Qualitätsaspekte und die Prüfung der Generalisierbarkeit dargelegt.

Vorgehen bezüglich Design, Sampling, Erhebung und Analyse

Während quantitative Forschung über Kausalitäten, Wirkungen und Korrelationen nach Mitteln sucht, um Sachverhalte zu erklären und in der Folge instrumentelles Handeln zu verbessern, zielt rekonstruktive oder hermeneutisch-interpretative Forschung auf Sinnverstehen, damit eine Verständigung über Ziele möglich ist und letztendlich kommunikatives Handeln verbessert werden kann (Behrens & Langer, 2016, S. 138ff.). Die Forschungsfrage lies nur ein qualitatives, also rekonstruktives Vorgehen zu.

Mit der Auswahl der Untersuchungspopulation wird bereits entschieden, ob Ergebnisse später generalisierbar sind. Die ausgewählten Fälle müssen das zu untersuchenden Phänomen in seiner Heterogenität repräsentieren (Dorsch, 2013; S. 1492; Przyborski & Wohlrab-Sahr, 2014, S. 177ff.). Man hat genug Fälle („Sättigung" der Daten; ebd., S. 186), wenn der Gegenstand adäquat erfasst werden kann und eine systematische Suche nach Kontrasten möglich ist. Dies zeigt sich möglicherweise erst im Forschungsprozess (ebd.; S. 177ff.). Bei der Auswahl der Institutionen und Teilnehmer des Forschungsprojektes wurde auf Heterogenität geachtet, und die Breite und Unterschiedlichkeit der berichteten Erfahrungen bezüglich der Verantwortungsübernahme zeigten, dass dies gut gelungen war (vgl. Kap. 5.1.). Aufgrund der Freiwilligkeit der Teilnahme waren vermutlich Pflegende mit sehr geringer Reflexionsbereitschaft nicht in den Gruppen vertreten. Inwiefern dies zutrifft und ob damit andere Aspekte zum Erleben der Verantwortung zur Sprache gekommen wären, kann nicht gesagt werden. In der komparativen Analyse zeigten sich Grenzen bei der maximalen Kontrastierung (s.u.).

Bezüglich der Erhebung war eine möglichst selbstläufige Gruppendiskussion die Methode der Wahl, damit kollektive Orientierungen im gemeinsamen konjunktiven (milieuspezifischen) Erfahrungsraum rekonstruiert werden konnten (Przyborski & Wohlrab-Sahr, 2014, S. 88 ff.). Hohe Selbstläufigkeit und lebhafte Debatten sowie positive Feedbacks zeigten, dass der Rahmen für die Teilnehmenden vor allem in den Kliniken stimmig war. Möglicherweise hat der etwas formellere Charakter der Gruppendiskussion der APP damit zu tun, dass sich die Teilnehmenden vorher nicht kannten, vielleicht wäre hier eine „Aufwärmphase" hilfreich gewesen. Gelungen war der Einstieg über die Fallvignette mit anschließender erzählgenerierender Frage. Hier war eine Risikosituation geschildert, die eine schnelle Entscheidung der Pflege erforderte (vgl. Anlagen 5 und 6). Dass über die Vignette die Themen Sicherheit und Risikomanagement von der Forscherin initiiert waren und ohne Vignette weniger fokussiert gewesen wären, kann sicher verneint werden: zum einen weil Sicherheit ein generelles Ziel von Verantwortung ist (vgl. Kap. 2.1.), zum andern weil in den selbstläufigen Diskussionen Fragen der Sicherheit auch vollkommen unabhängig von der Fallvignette aufgeworfen wurden (vgl. Kap. 5.3. und 5.5.).

Die Vielfalt der Ergebnisse zeigt, dass die D.M. als Analyseverfahren ergiebig war. In der reflektierenden Interpretation gewährleisten vor allem die Strategie der Diskursanalyse und das sequenzielle Vorgehen die Rekonstruktion kollektiver Erfahrungen (vgl. Kap. 4.2.3.). Die komparative Analyse und Typenbildung ist nur mit breitem Datenmaterial möglich. Ganz besonders gilt dies für die soziogenetische Typenbildung (Przyborski & Wohlrab-Sahr, 2014, S. 304f.). Die diesbezüglichen Grenzen sind im Folgeabschnitt beschrieben.

Generalisierbarkeit der Ergebnisse

Die Generalisierbarkeit sagt aus, ob die Ergebnisse einer Forschung über die Untersuchungspopulation und –situation hinaus weitergehende Gültigkeit haben, ob also von den untersuchten Fällen auf andere Fälle oder allgemeine Regelmäßigkeit geschlossen werden kann (Przyborski & Wohlrab-Sahr, 2014, S. 361 ff.). Sie ist zunächst eine Frage des Samplings, also ob die untersuchten Fälle das Phänomen geeignet und ausreichend repräsentieren (sieh dazu auch den vorhergehenden Abschnitt). Das Grundprinzip der Generalisierung ist, dass eine Erkenntnis oder Theorie über den Fallvergleich und die systematische Prüfung von Kontrasten entsteht (vgl. Kap. 4.2.3.). Dabei kann entweder ein *Typus* einer sozialen Einheit herausgearbeitet werden, oder aber eine *Typik*, welche Reproduktionsgesetzlichkeiten in sozialen Zusammenhängen und über die soziale Einheit hinaus abbildet. Die Typik rekonstruiert das Individuelle in seinem Zusammenhang und in seinem Gewordensein /seiner Genese. Damit zeigt sie auch die Einbettung eines Falles oder Themas in einem größeren Zusammenhang (Generalisierung I; Przyborski & Wohlrab-Sahr, 2014, S. 362). Durch den Beleg des Zusammenwirkens von Ereignissen und dessen Resultat werden kausale, funktionale oder motivale Erklärungen eines Phänomens möglich (ebd., S. 359ff.). Dies ermöglicht dann, von einem untersuchten Fall auf andere Fälle zu schließen (Generalisierung II, ebd., S. 362).

In dieser Forschungsarbeit konnte über die minimale Kontrastierung eine Basistypik herausgearbeitet und am Textmaterial belegt werden (vgl. Kap. 5.6.). Sie leitet sich im Wesentlichen aus den fallübergreifend geteilten Orientierungen mit hoher Reproduktionsgesetzlichkeit ab. Für die Analyse von fallintern konsentierten, doch fallübergreifend nicht bestätigten Orientierungen kann über maximales Kontrastieren die Abhängigkeit vom Kontext herausgearbeitet werden. So zeigte sich beispielsweise das Thema „Dilemmaerleben bei ausgeprägtem Sicherheitsparadigma" (vgl. Kap. 5.7.) vom stationären Setting abhängig. Bei anderen Orientierungen, die zwischen den Fällen unterschiedlich waren, konnte aufgrund der kleinen Fallzahl nicht maximal kontrastierend deren Soziogenese festgestellt werden. Ob beispielsweise die in der GD 3 berichtete Verringerung von Verantwortung in den letzten Jahren im Kontext mit der dort ebenfalls berichteten Arztdominanz und Kultur der Absicherung zu verstehen ist, kann nicht abschließend festgestellt werden. Eine Typik ist umso valider, je klarer sie sich von anderen Typiken abgrenzen kann (Nohl, 2012, S. 57f.), hierfür reichte das Datenmaterial nicht aus.

Gütekriterien

Qualitative Forschung gilt als insofern als valide, dass sie an den „Common-Sense-Kontruktionen der Untersuchten anknüpft" (Przyborski & Wohlrab-Sahr, 2014, S. 24). Reliabilität sollte als Replizierbarkeit der Ergebnisse verstanden werden. Sie wird hergestellt, wenn die Reproduktionsgesetzlichkeit der herausgearbeiteten Strukturen gut belegt und nachvollziehbar ist (ebd., S. 26). Die Objektivität sollte als intersubjektive Überprüfbarkeit gewährleistet sein. Damit dies möglich ist, muss bei der Erhebung die Kommunikation zwischen Forscher und Untersuchten vollständig miterfasst werden. In der Auswertung trägt Methodentreue zur Objektivität bei (ebd., S. 28). Diese Voraussetzungen sind in diesem Forschungsprojekt gegeben. Doch umstritten ist, inwiefern diese klassischen Qualitätskriterien der Validität, Reliabilität und Objektivität für die qualitative Forschung gelten sollen (Flick, 2002; Steinke, 2000, S. 321f.).

In der quantitativen Forschung sollte die (interne) Validität über eine kommunikative und eine prozedurale Validierung besser gegriffen werden (Flick, 2002, S. 396f.). Bei der kommunikativen Validierung überprüfen die Untersuchten die Ergebnisse; doch gibt es hier etliche methodische Probleme (ebd.). Für dieses Projekt schied das Verfahren schon allein aus Zeitgründen aus. Da die D.M. der kollektiven Ebene Vorrang vor der individuellen Ebene gibt, müsste die Eignung des Verfahrens ohnehin noch geprüft werden. Die prozedurale Validierung meint das sorgsame und transparente Vorgehen in der Analyse. Dies wurde – neben den inhaltlichen Interpretationen – durch die externe Validierung durch eine zweite Forscherin für die Interpretationsschritte der formulierenden und reflektierenden Interpretation in Teilen geleistet.

Als alternatives Verfahren zur Qualitätssicherung gilt die Triangulation (ebd., S. 398ff.). Hier wird geprüft, ob man über unterschiedliche Datensätze und/oder unterschiedliche Interpreten und/oder unterschiedliche Analysemethoden zu vergleichbaren Ergebnissen kommt. Auch dieses Verfahren war aufgrund der Ressourcenbegrenzung nicht machbar.

Das Kriterium der Objektivität sollte laut Steinke (2000, S. 323ff.) durch intersubjektive Nachvollziehbarkeit gewährleistet werden. Diese lässt sich durch die sorgsame Dokumentation des gesamten Forschungsprozesses, durch die Interpretation in Gruppen, sowie (falls relevant) durch die Anwendung kodifizierter Verfahren.

Hinsichtlich der Gütekriterien hat die Analysemethode D.M. einige Stärken:

- Jeder Forscher hat bestimmte Erfahrungen und Vorannahmen bezüglich des Untersuchungsgegenstandes; diese können die Erhebung und Analyse beeinflussen. In der D.M. spielen faktische Wahrheiten oder normative Richtigkeiten von Phänomenen keine Rolle (und werden „eingekammert"), es zählt nur, welche Bedeutung die Untersuchten dem Phänomen geben (Przyborski & Wohlrab-Sahr, 2014, S. 282 und 284). Dies relativiert das Problem der Vorannahmen sehr.

- Die theoretische Abstraktion erfolgt durch das systematische Gegeneinanderhalten empirischer Fälle; je mehr Fälle desto tiefer die theoretischen Abstraktionen. Auch hierbei verliert die Standortgebundenheit des Forschers an Bedeutung, das Vorwissen wird relativiert (Nohl, 2012, S.7).

- Erkenntnisgenerierend ist in der rekonstruktiven Forschung der Vergleich. In der Sequenzanalyse (Vgl. Kap. 4.2.3.) werden Erzählabschnitte nicht nur analysiert, sondern direkt mit den folgenden Erzählabschnitten verglichen, damit ist schon die Sequenzanalyse – im Gegensatz zur objektiven Hermeneutik oder der Narrationsanalyse – komparativ (Nohl, 2012, S. 6).

- Bei der komparative Analyse dient der Vergleich nicht nur der Typen- und damit der Theoriebildung. Indem er zwischen zwei Fällen unterscheidet hat er neben der erkenntnisgenerierenden auch eine erkenntniskontrollierende Funktion; die Forschenden sind schon bei der Rekonstruktion eines Einzelfalls immer auf Reflexions- bzw. Vergleichshorizonte angewiesen. Wenn diese Vergleichshorizonte empirisch, d. h. durch Kontrastfälle, untermauert sind, können sich die Forschenden von der Befangenheit in ihren eigenen Selbstverständlichkeiten und Erwartungen lösen (Nohl, 2013, S. 20ff. und 40f.).

Zusammenfassung hinsichtlich Limitationen

Die Forschungsfrage war relevant und es konnten aussagefähige Ergebnisse generiert werden. Das Design und die Verfahren der Erhebung und der Auswertung waren bezogen auf den Gegenstand angemessen. Das Sampling bildete die heterogene Untersuchungspopulation hinsichtlich zentraler objektiver Merkmale angemessen ab. Ob Pflegende, die grundsätzlich weniger Bereitschaft zur Mitwirkung an solchen Forschungsprojekten haben, andere Perspektiven einbringen würden, bleibt offen. Da die Besonderheiten eines Falles gerade vor dem Hintergrund des Vergleichs mit anderen Fällen deutlich werden, muss vor allem die Anzahl von vier Gruppendiskussionen als starke Limitation angesehen werden. Die Entwicklung der Basistypik auf der Basis minimaler Kontraste war noch gut möglich und diese Ergebnisse können als generalisierbar angesehen werden. Mit weiteren Fällen hätte die Basistypik vermutlich deutlicher konturierter dargestellt werden können. Für die soziogenetische Typenbildung auf Basis maximaler Kontrastierung bot sich der Vergleich zwischen dem stationären und dem ambulanten Setting an, denn die Voraussetzungen für die Verantwortungsübernahme sind hier sehr verschieden (und damit ist das Setting ein relevanter Kontextfaktor). Dieser Schritt erfordert, dass sehr klare und mehrfach bestätigte (und zwischen den Settings divergente) Orientierungen an mehreren Stellen belegbar sind. Deshalb konnten nur wenige als sicher geltende Ergebnisse abgeleitet werden. Vor allem bezüglich der Ausdifferenzierung weiterer Typiken könnte die Hinzuziehung weiterer Fälle die Ergebnisse anders akzentuieren und zusätzliche Erkenntnisse generieren.

Auch wenn von einer grundsätzlichen Validität im Sinne der Übereinstimmung mit „Common-Sense-Konstruktionen" der Untersuchten auszugehen ist (s.o.), wären weitere Verfahren zur inhaltlichen Validierung der Ergebnisse wünschenswert gewesen. Die reflektierende Interpretation dürfte der Analyseschritt sein, der am stärksten durch die Person des Interpreten geprägt wird. Eine externe Validierung des gesamten Analyseprozesses war nicht machbar; immerhin erfolgte sie für die reflektierende Interpretation.

7. Schlussfolgerungen und Fazit

Übergeordnetes Ziel dieser Arbeit war es, Impulse für eine verbesserte Praxis der psychiatrischen Pflegeverantwortung zu entwickeln und die hierfür erforderlichen Bedingungen zu klären. Pflegende wurden befragt, wie sie Verantwortung erleben, und damit auch, welchen Aspekten sie Bedeutung zumessen. Das wichtigste Ergebnis dieser Arbeit ist, dass die grundsätzliche Bereitschaft zur Verantwortungsübernahme psychiatrisch Pflegender deutlich bejaht werden kann. Pflegende brauchen und wollen Befugnisse, um im Interesse der Patienten zu handeln und deren Bedürfnissen gerecht zu werden. Doch viele Voraussetzungen sind aktuell nicht in ausreichendem Ausmaß gegeben. Dabei unterscheiden sich die Bedingungen für Pflegeverantwortung nicht nur zwischen dem stationären und ambulanten Setting, sondern auch zwischen einzelnen Einrichtungen. Zu den zentralen Aspekten sollen wichtige Feststellungen und Forderungen formuliert werden

Sowohl diese Forschung wie auch andere Befunde (vgl. Kap. 2.8.) zeigen, dass das Thema Sicherheit im Zusammenhang mit Verantwortung zentrale Bedeutung hat. Zugleich sind die Themen Sicherheit und Risiko ethisch sehr brisant, die Art der Gefährdungen im Kontext psychiatrischer Erkrankungen führt zwangsläufig zu Wertekonflikten zwischen erforderlichen Sicherheitsinteressen und Patientenbedürfnissen (vgl. Kap. 2.6). Dass Pflegende in Gefährdungssituationen die Kontrolle behalten müssen, stellt in den Kliniken eine Handlungsmaxime dar, der andere Ziele (auch die Befriedigung von Patientenbedürfnissen) untergeordnet werden. Die Tatsache, dass (an sich vermeidbare) restriktive Maßnahmen aufgrund von Personalmangel durchgeführt oder aufrechterhalten werden, ist empörend und unvereinbar mit allgemeinen Grundrechten. Dieser Sachverhalt muss dringend näher geklärt werden. Da Kontrollierbarkeit über viele Strategien beeinflusst werden kann, müssen weitere Aspekte betrachtet werden. Neben der personellen Situation und der Beziehung zum Patienten waren für die Diskutanten die erlebte Zusammenarbeit im Team und die konzeptuelle Klarheit sehr bedeutsam. Es ist plausibel, dass kongruente und klare Botschaften an den Patienten Sicherheit vermitteln, genauso wie gute Zusammenarbeit im Team Verlässlichkeit garantiert, was beides in Risikosituationen wichtig ist (z.B. Bowers et al., 2015). Eine effiziente Methode um die Zahl der vermeidbaren restriktiven Maßnahmen zu verringern wäre, den Pflegenden die Befugnis zu erteilen über deren Beendigung zu entscheiden. (Pflegende sind so sehr auf Kontrollierbarkeit angewiesen, dass kaum befürchtet werden muss, dass sie bei solchen Entscheidungen schwere Gefährdungen veranlassen würden.)

Die Tatsache, dass das Thema Eigenverantwortung der Patienten in der APP gut geklärt ist, jedoch in den Kliniken keine Erwähnung fand, weist auf weitere Handlungsbedarfe in der stationären Pflege hin. Hier ist zu prüfen, ob eher ein tradiertes berufliches Selbstverständnis oder eher der Einfluss der Klinikkultur oder andere Faktoren als Ursache zu sehen sind. Es gibt Projekte, die zeigen, dass mehr Patientenpartizipation *und* die Erhöhung der Handlungsautonomie aller Mitarbeiter *und* die Verbesserung der Therapieangebote gleichzeitig angestoßen werden können, z.b. das Weddinger Modell (Mahler, Jarchov-Jádi, Montag, & Gallinat, 2014). Kliniken wären gut beraten, sich an solchen Best-Practice-Modellen zu orientieren.

Die Unterschiede zwischen den Kliniken belegen, dass das Management (über die Personalbesetzung und –verteilung in der Pflege hinaus) breite Gestaltungsmöglichkeiten hat. Eine zufriedenstellende interprofessionelle Zusammenarbeit, eine Fehlerkultur, die Lernfälle statt Sanktionen sucht, die Etablierung von Bezugspflege und mehr Befugnisse für Pflegende sind Notwendigkeiten, die nicht überall gegeben sind. Hier wäre durchaus denkbar, dass über vergleichende Forschung die Situation und die Handlungsbedarfe der Kliniken konkreter erfasst werden.

Die Frage der konzeptuellen Klarheit wurde in vielen Situationen angesprochen, sie hat für die Verantwortungsübernahme hohe Bedeutung. Sie hilft zu gezielteren Hilfeangeboten und zu klarerer Kommunikation mit dem Patienten. Sie unterstützt die Pflegende darin, ihren Handlungsauftrag besser zu greifen und im Team zu kommunizieren. Auch Einrichtungen und Teams sollten prüfen, ob die Konzepte klar sind und von den Mitarbeitern geteilt werden. Hier scheint neben der Forschung und Theoriebildung vor allem die Implementierung gefragt. Hier können auch Fachgesellschaften einen Beitrag leisten und über Stellungnahmen und Empfehlungen oder auch Leitlinien Entscheidungshilfen für Praktiker entwickeln.

In Zeiten des Fachkräftemangels sollte vermieden werden, dass engagierte psychiatrisch Pflegende durch die Beschneidung ihrer Handlungsräumen frustriert werden; genauso wenig sollten sie zum Selbstschutz Verantwortung zurückweisen müssen (Gabrielsson et al. 2016).

Eine im deutschsprachigen Raum konsentierte Beschreibung psychiatrischer Pflege lautet (Richter, Schwarze, & Hahn, 2014, S. 131, unter Bezugnahme auf Lakeman, 2012):

> *„Psychiatrische Pflege ist eine professionelle, klientenzentrierte und zielorientierte Aktivität. Sie basiert auf guter Evidenz und ist auf Wachstum, Entwicklung und*

Recovery von Menschen mit komplexen psychiatrischen Bedürfnissen ausgerichtet. Sie nutzt sorgende (caring), empathische, einsichtsvolle und respektvolle zwischenmenschliche Fertigkeiten, um auf den personalen Ressourcen aufzubauen und diese weiterzuentwickeln in einer partnerschaftlichen Beziehung mit dem Individuum und in Kooperation mit Freunden, der Familie sowie mit dem Gesundheitssystem".

Menschen mit entsprechenden Hilfebedarfen sollten keine Abstriche von diesem Angebot machen müssen. Hierfür ist noch viel zu tun.

8. Literatur

Abderhalden, C. (1999). Pflegeprozess, Pflegediagnosen und der Auftrag der Pflege in der interdisziplinären Zusammenarbeit. In D. Sauter & D. Richter (Eds.), *Experten für den Alltag. Professionelle Pflege in psychiatrischen Handlungsfeldern* (pp. 59–78). Bonn: Psychiatrie-Verlag.

Abderhalden, C. (2011a). Der Pflegeprozess. In D. Sauter, C. Abderhalden, I. Needham, & S. Wolff (Eds.), *Lehrbuch psychiatrische Pflege* (3 .Aufl., pp. 347–378). Bern: Huber.

Abderhalden, C. (2011b). Machtlosigkeit und Kontrolle. In D. Sauter, C. Abderhalden, I. Needham, & S. Wolff (Eds.), *Lehrbuch psychiatrische Pflege* (3 .Aufl., pp. 797–805). Bern: Huber.

Abderhalden, C. (2011c). Pflegetheorie. In D. Sauter, C. Abderhalden, I. Needham, & S. Wolff (Eds.), *Lehrbuch psychiatrische Pflege* (3 .Aufl., pp. 57–81). Bern: Huber.

Abderhalden, C., Needham, I., Wolff, S., & Sauter, D. (2011). Auffassung von Pflege. In D. Sauter, C. Abderhalden, I. Needham, & S. Wolff (Eds.), *Lehrbuch psychiatrische Pflege* (3 .Aufl., pp. 43–56). Bern: Huber.

Ahrens, R., & Sauter, D. (2013). Das aktuell bestmögliche Pflegeangebot gewährleisten. *Psych. Pflege Heute, 19*(03), 145–148.

AK DQR (2011). *Deutscher Qualifikationsrahmen für lebenslanges Lernen.* Zugriff vom April 21, 2017, from Bundesministerium für Bildung und Forschung: http://www.akkreditierungsrat.de/fileadmin/Seiteninhalte/Sonstige/BMBF_DQR_aktuell.pdf.

Armitage, P., Champney-Smith, J., & Andrews, K. (1991). Primary nursing and the role of the nurse preceptor in changing long-term mental health care: an evaluation. *Journal of advanced nursing, 16*, 423-422.

Arndt, M. (1996). *Ethik denken - Masstäbe zum Handeln in der Pflege.* Stuttgart: Georg Thieme.

Arndt, M. (1997). Nicht frei zu moralischem Handeln... *Die Schwester, Der Pfleger, 36*(6), 516–521.

Barker, P., & Buchanan-Barker, P. (2013). *Das Gezeitenmodell: Der Kompass für eine recovery-orientierte, psychiatrische Pflege.* (Zuaboni, G., Burr, C., & Schulz, M., Eds.). Bern: Verlag Hans Huber.

Bartholomeyczik, S. (2003). Zum Gegenstand beruflicher Pflege: Eine Einführung. In S. Bartholomeyczik & G. Dielmann (Eds.), *Pflege & Gesellschaft / Sonderausgabe. Das Originäre der Pflege entdecken. Pflege beschreiben, erfassen, begrenzen ; [Fachtagung 2002]* (pp. 7–12). Frankfurt am Main: Mabuse Verl.

Bartholomeyczik, S. (2006). Verantwortung - eine Frage der Professionalität. *Dr. med. Mabuse.* (160), 51–54.

Bartholomeyczik, S., & Käppeli, S. (2008). *Lexikon der Pflegeforschung: Begriffe aus Forschung und Theorie* (1. Aufl.). München: Elsevier Urban & Fischer.

Beauchamp, T., & Childress, J. (2013). *Principles of Biomedical Ethics* (7th ed.). New York: Oxford.

Behrens, J., & Langer, G. (2016). *Evidence based Nursing and Caring: "Methoden und Ethik der Pflegepraxis und Versorgungsforschung – Vertrauensbildende Entzauberung der ""Wissenschaft"""* (4. Aufl.). s.l.: Hogrefe Verlag Bern (ehemals Hans Huber).

Behrens, J., & Selinger, Y. (2012). Im Schritttempo. Übertragung ärztlicher Tätigkeiten auf Pflegende. *Dr. med. Mabuse.* (197), 44–47.

Benner, P. (1994). *Stufen zur Pflegekompetenz: From novice to expert.* Bern, Göttingen, Toronto, Seattle: Huber.

Benner, P., Tanner, C. A., Chesla, C. A., & Dreyfus, H. L. (2000). *Pflegeexperten: Pflege-kompetenz, klinisches Wissen und alltägliche Ethik. Hans Huber Programmbereich Pfle-ge.* Bern [u.a.]: Huber.

Bierhoff, H.-W., & Neumann, E. (2006). Soziale Verantwortung und Diffussion der Ver-antwortung. In H.-W. Bierhoff & D. Frey (Eds.), *Handbuch der Psychologie / hrsg. von J. Bengel: Bd. 3. Handbuch der Sozialpsychologie und Kommunikationspsychologie* (pp. 174–179). Göttingen: Hogrefe.

Bjorkdahl, A., Palmstierna, T., & Hansebo, G. (2010). The bulldozer and the ballet dancer: aspects of nurses' caring approaches in acute psychiatric intensive care. *Journal of psy-chiatric and mental health nursing, 17*(6), 510–518.

Bohnsack, R., Nentwig-Gesemann, I., & Nohl, A.-M. (Eds.) (2013). *Die dokumentarische Methode und ihre Forschungspraxis: Grundlagen qualitativer Sozialforschung* (3., aktua-lisierte Aufl.). Wiesbaden: Springer VS.

Bowers, L., Allan, T., Simpson, A., Nijman, H., & Warren, J. (2007). Adverse incidents, pa-tient flow and nursing workforce variables on acute psychiatric wards: the Tompkins Acute Ward Study. *The International journal of social psychiatry, 53*(1), 75–84.

Bowers, L., James, K., Quirk, A., Simpson, A., Stewart, D., & Hodsoll, J. (2015). Reducing conflict and containment rates on acute psychiatric wards: The Safewards cluster random-ised controlled trial. *International journal of nursing studies, 52*(9), 1412–1422.

Bräutigam, C. (2002). *Professionelles Situationsverstehen im Pflegeprozess: Ein analyti-scher und phänomenologischer Zugang im Vergleich. Denken und handeln: Bd. 44.* Bo-chum: Evang. Fachhochsch. Rheinland-Westfalen-Lippe.

Bräutigam, C. (2003). Situationsverstehen im Pflegeprozess. In S. Bartholomeyczik & G. Dielmann (Eds.), *Pflege & Gesellschaft / Sonderausgabe. Das Originäre der Pflege ent-decken. Pflege beschreiben, erfassen, begrenzen ; [Fachtagung 2002]* (pp. 117–146). Frankfurt am Main: Mabuse Verl.

Bulechek, G. M., Butcher, H. K., Dochterman, J. M., Wagner, C. M., Widmer, R., & Georg, J. (Eds.) (2016). *Pflegeinterventionsklassifikation (NIC)* (1. Auflage). Bern: Hogrefe.

Burr, C. (2015). Risiken als Chance, zu wachsen. *Psych. Pflege Heute, 21*(01), 45–49.

Burr, C., & Richter, D. (2016). Zwischen Offenheit und Ablehnung - Die Einstellung von Psychiatriepflegenden gegenüber dem Risikoverhalten ihrer Patienten: eine qualitative Studie [Negotiating the Space Between Openness and Rejection - Mental Health Nurses'

Attitudes Towards Risk Behaviour of their Patients - A Qualitative Study]. *Psychiatrische Praxis.*

Cleary, M., Horsfall, J., O'Hara-Aarons, M., Jackson, D., & Hunt, G. E. (2012). Mental health nurses' perceptions of good work in an acute setting. *International journal of mental health nursing, 21*(5), 471–479.

Dahm, R., & Kunstreich, T. (2014). Ungewissheit und Ohnmacht: Professionelle Beziehungskompetenz in der sozialen Arbeit. In P. Gromann (Ed.), *Fuldaer Schriften zur Gemeindepsychiatrie: Vol. 3. Schlüsselkompetenzen für die psychiatrische Arbeit* (2nd ed., pp. 15–42). Köln: Psychiatrie-Verl.

Deegan, P. (1988). Recovery: The lived Experience of Rehabilitation. *Psychiatric rehabilitation journal.* (11), 11–19.

Delaney, K. R., & Johnson, M. E. (2014). Metasynthesis of research on the role of psychiatric inpatient nurses: what is important to staff? *Journal of the American Psychiatric Nurses Association, 20*(2), 125–137.

DGPPN (2010). *S2 Praxisleitlinien in Psychiatrie und Psychotherapie: Vol. 2. Therapeutische Maßnahmen bei aggressivem Verhalten in der Psychiatrie und Psychotherapie.* Heidelberg: Steinkopff-Verlag Darmstadt.

Deutsches Netzwerk Primary Nursing (2016). *Merkmale von Primary Nursing.* Zugriff vom April 21, 2017, from Deutscher Berufsverband fpr Pflegeberufe e.V.: https://www.dbfk.de/media/docs/expertengruppen/netzwerk-primary-nursing/Merkmale-von-Primary-Nursing_akt-2016_final.pdf.

DFPP e.V. (2016). *Positionspapier: „ Qualifizierte psychiatrische Pflege als verpflichtende Größe führt zu einer verbesserten Patientenversorgung.* Zugriff vom May 03, 2017, from https://www.dfpp.de/archiv/dfpp/SN-DFPP-BAPP_PsychPflege-2016_final.pdf.

dip e.V. (2017). *Einigung zur Pflegeausbildungsreform - Licht, Schatten und dazu noch viel Nebel: Pressemitteilung, 11. April 2017.* Zugriff vom April 11, 2017, from http://www.dip.de/fileadmin/data/pdf/pressemitteilungen/PM-DIP-Einigung-Pflegeberufereform-171104.pdf.

Dörner, K., Plog, U., Bock, T., Brieger, P., Heinz, A., Wendt, F., & Franck, E.-M. (2017). *Irren ist menschlich: Lehrbuch der Psychiatrie und Psychotherapie* (24., vollständig überarbeitete Auflage). Köln: Psychiatrie Verlag.

Dorsch, F. (Ed.) (2013). *Dorsch - Lexikon der Psychologie* (16., vollst. überarb. Aufl.). Bern: Huber.

Downes, C., Gill, A., Doyle, L., Morrissey, J., & Higgins, A. (2016). Survey of mental health nurses' attitudes towards risk assessment, risk assessment tools and positive risk. *Journal of psychiatric and mental health nursing, 23*(3-4), 188–197.

Dreier, A., Rogalski, H., Homeyer, S., Oppermann, R. F., & Hoffmann, W. (2015). Aufgabenneuverteilung von Pflege und Medizin: aktueller Stand, Akzeptanz und erforderlicher Qualifizierungsveränderungen für die pflegerische Profession. In P. Zängl (Ed.), *Zukunft der Pflege. 20 Jahre Norddeutsches Zentrum zur Weiterentwicklung der Pflege* (pp. 95–116). Wiesbaden: Springer VS.

Duncan, E., Best, C., & Hagen, S. (2010). Shared decision making interventions for people with mental health conditions. *The Cochrane database of systematic reviews*. (1), CD007297.

Ejneborn Looi, G.-M., Gabrielsson, S., Savenstedt, S., & Zingmark, K. (2014). Solving the staff's problem or meeting the patients' needs: staff members' reasoning about choice of action in challenging situations in psychiatric inpatient care. *Issues in mental health nursing, 35*(6), 470–479.

Fagin, L., & Garelick, A. (2004). The doctor-nurse relationship. *Advances in Psychiatric Treatment, 10*(4), 277–286.

Flick, U. (2002). Qualität qualitativer Gesundheits- und Pflegeforschung - Diskussionsstand und Perspektiven. In D. Schaeffer & G. Müller-Mundt (Eds.), *Verlag Hans Huber. Qualitative Gesundheits- und Pflegeforschung* (1st ed., pp. 393–411). Bern: Huber.

Frenk, J., Chen, L., Bhutta, Z. A., Cohen, J., Crisp, N., Evans, T., et al. (2010). Health professionals for a new century: Transforming education to strengthen health systems in an interdependent world. *The Lancet, 376*(9756), 1923–1958.

Friesacher, H. (2016). Professionalisierung und Caring - passt das überhaupt zusammen? In V. Kleibel & C. Urban-Huser (Eds.), *Caring - Pflicht oder Kür? Gestaltungsspielräume für eine fürsorgliche Pflegepraxis* (1st ed., pp. 55–71). Wien: Facultas-Verl.

Fung, Y. L., Chan, Z., & Chien, W. T. (2014). Role performance of psychiatric nurses in advanced practice: a systematic review of the literature. *Journal of psychiatric and mental health nursing, 21*(8), 698–714.

Gabrielsson, S., Sävenstedt, S., & Olsson, M. (2016). Taking personal responsibility: Nurses' and assistant nurses' experiences of good nursing practice in psychiatric inpatient care. *International Journal of Mental Health Nursing, 25*(5), 434–443.

Gahlings, U. (2014). Ethik der Fürsorge. In G. Böhme (Ed.), *Aisthesis psyche. Pflegenotstand: der humane Rest* (pp. 33–56). Bielefeld: Aisthesis-Verl.

Giese, C., & Heubel, F. (2016). Pflege als Profession. In F. Heubel (Ed.), *Professionslogik im Krankenhaus. Heilberufe und die falsche Ökonomisierung* (pp. 35–49). Frankfurt am Main: Humanities Online.

Goulter, N., Kavanagh, D. J., & Gardner, G. (2015). What keeps nurses busy in the mental health setting? *Journal of psychiatric and mental health nursing, 22*(6), 449–456.

Grieser, M., Abderhalden, C., Crivelli, R., Knüppel, S., & Kunz, S. (2009). Berufliche Kompetenzen in der Psychiatrischen Pflege. In S. Hahn, H. Stefan, C. Abderhalden, I. Needham, M. Schulz, & S. Schoppmann (Eds.), *Leadership in der psychiatrischen Pflege. Eine Herausforderung für Praxis - Management - Ausbildung - Forschung - Politik : Vorträge und Posterpräsentationen, 6. Dreiländerkongress Pflege in der Psychiatrie (vom November) in Wien* (pp. 107–116). Unterostendorf: Ibicura.

Gromann, P. (2014). Schlüsselqualifikationen für psychiatrisches Handeln - gibt es das? In P. Gromann (Ed.), *Fuldaer Schriften zur Gemeindepsychiatrie: Vol. 3. Schlüsselkompetenzen für die psychiatrische Arbeit* (2nd ed., pp. 7–14). Köln: Psychiatrie-Verl.

Hamann, J., Leucht, S., & Kissling, W. (2003). Shared decision making in psychiatry. *Acta psychiatrica Scandinavica, 107*(6), 403–409.

Herdman, T. H., & Kamitsuru, S. (2016). *NANDA international, inc. Pflegediagnosen: Definitionen und Klassifikation 2015-2017 / Herausgegeben von T. Heather Herdman, PhD, RN, FNI und Shigemi Kamitsuru, PhD, RN, FNI* (1. Auflage). Kassel: RECOM.

Heslop, B., Wynaden, D., Tohotoa, J., & Heslop, K. (2016). Mental health nurses' contributions to community mental health care: An Australian study. *International Journal of Mental Health Nursing, 25*(5), 426–433.

Hoff, E.-H. (2001). Verantwortung. In G. Wenniger (Ed.), *Lexikon der Psychologie in fünf Bänden: Vol. 4. Lexikon der Psychologie in fünf Bänden. Vierter Band - Reg bis Why* (pp. 383–386). Heidelberg: Spektrum Akademischer Verlag.

Hoffmann, M., & Rieger, W. (2010). Vorgaben und Realitat der PsychPV: Ergebnisse einer Multimomentstudie auf einer allgemeinpsychiatrischen Aufnahmestation [Requirements and reality of the German ordinance for staff in psychiatric hospitals: results of a multimoment study on a psychiatric ward for acute psychosis]. *Der Nervenarzt, 81*(11), 1354, 1356-9, 1361-2.

Hofmann, I. (2012). Die Rolle der Pflege im Gesundheitswesen. Historische Hintergrunde und heutige Konfliktkonstellationen [The role of caregivers in health care. Historical backgrounds and current conflict situations]. *Bundesgesundheitsblatt, Gesundheitsforschung, Gesundheitsschutz, 55*(9), 1161–1167.

Holstick, T. (1994). Accountability in mental health nursing. *British journal of nursing, 13*(3), 672–674.

Iqbal, N. (2014). Decision making, responsibility and accountability in community mental health teams. *Mental health practice, 17*(7), 26–28.

Jansen, T.-L., & Hanssen, I. (2016). Patient participation: causing moral stress in psychiatric nursing? *Scandinavian journal of caring sciences.*

Jönsson, P. D., Nunstedt, H., Berglund, I. J., Ahlstrom, B. H., Hedelin, B., Skarsater, I., & Jormfeldt, H. (2014). Problematization of perspectives on health promotion and empowerment in mental health nursing--within the research network "MeHNuRse" and the Horatio conference, 2012. *International journal of qualitative studies on health and well-being, 9*, 22945.

Kaufmann, F.X. (1992). *Der Ruf nach Verantwortung. Risiko und Ethik in einer unüberschaubaren Welt.* Herder-Spektrum ; 4138. Freiburg: Herder.

Knuf, A. (2006). *Empowerment in der psychiatrischen Arbeit. Basiswissen: Vol. 9.* Bonn: Psychiatrie-Verl.

Kohlen, H. (2012). Die Rolle der Pflegenden in Klinischen Ethikkomitees. In S. Monteverde (Ed.), *Pflegepraxis. Handbuch Pflegeethik. Ethisch denken und handeln in den Praxisfeldern der Pflege* (1st ed.). Stuttgart: Kohlhammer.

Kohlen, H. (2016). Plädoyer für eine widerständige Care-Praxis - Zur Entwicklung von Care-Ethiken im internationalen Vergleich und ihrem Status in der Pflege. In V. Kleibel

& C. Urban-Huser (Eds.), *Caring - Pflicht oder Kür? Gestaltungsspielräume für eine fürsorgliche Pflegepraxis* (1st ed., pp. 15–26). Wien: Facultas-Verl.

Kohlen, H. & Kumbruck, C. (2008). *Care-(Ethik) und das Ethos fürsorglicher Praxis (Literaturstudie).* Zugriff vom March 12, 2017, from Universität Bremen, Forschungszentrum Nachhaltigkeit (artec): http://www.ssoar.info/ssoar/handle/document/21959.

Körtner, U. H. (2012). *Grundkurs Pflegeethik* (2., überarb. und erweiterte Aufl). Wien: Facultas.

Krampe, E.-M. (2009). *Emanzipation durch Professionalisierung: Akademisierung des Frauenberufs Pflege in den 1990er Jahren ; Erwartungen und Folgen. Mabuse-Verlag Wissenschaft: Vol. 106.* Frankfurt am Main: Mabuse-Verlag.

Kuckartz, U. (2010). Typenbildung. In G. Mey & K. Mruck (Eds.), *Handbuch Qualitative Forschung in der Psychologie* (pp. 553–568). Wiesbaden: VS Verlag für Sozialwissenschaften / Springer Fachmedien Wiesbaden GmbH Wiesbaden.

Kunze, H., Kaltenbach, L., & Kupfer, K. (2010). *Psychiatrie-Personalverordnung: Textausgabe mit Materialien und Erläuterungen für die Praxis* (6. Aufl.). s.l.: Kohlhammer Verlag.

Kuokkanen, L., & Leino-Kilpi, H. (2000). Power and empowerment in nursing: three theoretical approaches. *Journal of advanced nursing, 31*(1), 235–241.

Kuokkanen, L., & Leino-Kilpi, H. (2001). The qualities of an empowered nurse and the factors involved. *Journal of nursing management, 9*(5), 273–280.

Kuokkanen, L., Leino-Kilpi, H., Numminen, O., Isoaho, H., Flinkman, M., & Meretoja, R. (2016). Newly graduated nurses' empowerment regarding professional competence and other work-related factors. *BMC nursing, 15*, 22.

Lakeman, R. (2012). What is good mental health nursing? A survey of Irish Nurses. *Archives of Psychiatric Nursing, 26*(3), 225–231.

Lakeman, R. (2016). Paradoxes of personal responsibility in mental health care. *Issues in Mental Health Nursing, 37*(12), 929–933.

Lamnek, S., & Krell, C. (2010). *Qualitative Sozialforschung: Lehrbuch ; [Online-Materialien]* (5., überarb. Aufl.). *Grundlagen Psychologie.* Weinheim: Beltz.

Lay, R. (2012). *Ethik in der Pflege: Ein Lehrbuch für die Aus-, Fort- und Weiterbildung* (2., aktualisierte Aufl). *Pflege.* Hannover: Schlütersche Verlagsgesellschaft.

Löhr, M. (2013). Suizidale Patienten in der Akutpsychiatrie: Das Leben pflegen. *Psych. Pflege Heute, 19*(03), 155–158.

Löhr, M., Schulz, M., & Kunze, H. (2014). Wegfall der Psych-PV – was dann? *Psych. Pflege Heute, 20*(03), 140–155.

Lüthi, R., & Schoppmann, S. (2007). Kompetenz - zwischen Qualifikation und Verantwortung. In M. Schulz (Ed.), *Kompetenz - zwischen Qualifikation und Verantwortung. Vorträge und Posterpräsentationen, 4. Dreiländerkongress Bielefeld-Bethel* (pp. 97–104). Unterostendorf: Ibicura.

Mahler, L., Jarchov-Jádi, I., Montag, C., & Gallinat, J. (Eds.) (2014). *Fachwissen. Das Weddinger Modell: Resilienz- und Ressourcenorientierung im klinischen Kontext* (1. Aufl.). Köln: Psychiatrie-Verl.

Manthey, M. (2011). *Primary Nursing: Ein personenbezogenes Pflegesystem.* (Mischo-Kelling, M., Ed.). Bern: Verlag Hans Huber.

Manuel, J., & Crowe, M. (2014). Clinical responsibility, accountability, and risk aversion in mental health nursing: a descriptive, qualitative study. *International journal of mental health nursing, 23*(4), 336–343.

Melchior, M. E. W., Abu-Saad, H. H., Philipsen, H., von den Berg, Andre A, & Gassmann, P. (1999). The effects of primary nursing on work-related factors. *Journal of advanced nursing, 29*(1), 88–96.

Meyer, B. (2011). *Professionalität und Autorität in der psychiatrischen Pflege* (1. Aufl.). s.l.: GRIN Verlag.

Mitchell, G. J. (2001). A qualitative study exploring how qualified mental health nurses deal with incidents that conflict with their accountability. *Journal of psychiatric and mental health nursing, 8,* 241–248.

Moers, M., Schaeffer, D., & Schnepp, W. (2011). Too busy to think?: Essay uber die spärliche Theoriebildung der deutschen Pflegewissenschaft [Too busy to think?]. *Pflege, 24*(6), 349–360.

Moorhead, S., Johnson, M., Maas, M., Swanson, E., Aquilino, M., & Herrmann, M. (Eds.) (2013). *Pflegeklassifikationen. Pflegeergebnisklassifikation (NOC)* (2., vollst. überarb. und erw. Aufl.). Bern: Huber.

Müller-Staub, M., Abt, J., Brenner, A., & Hofer, B. (2015). *Expertenbericht zum Verantwortungsbereich der Pflege.* Bern: Schweizerischer Verein für Pflegewissenschaft VFP. Zugriff vom November 12, 2016, from http://www.pflegeforschung-vfp.ch/download/58/page/31758_1_dl_expertenbericht%20deutsch.pdf.

Needham, I. (2011). Pflegesysteme und Bezugspflege. In D. Sauter, C. Abderhalden, I. Needham, & S. Wolff (Eds.), *Lehrbuch psychiatrische Pflege* (3 .Aufl., pp. 228–238). Bern: Huber.

Needham, I., & Abderhalden, C. (2002). Bezugspflege in der stationären psychiatrischen Pflege. *Psych. Pflege Heute, 8*(4), 189–193.

Nienaber, A., Kämmer, W., Nölle, S., Rohde, S., & Schulz, M. (2013). "… find´ ich gut, dass die Kompetenzen haben": Evaluation von Primary Nursing in einer psychiatrischen Klinik. *Pflegezeitschrift, 66*(3), 150–154.

Nohl, A.-M. (2012). *Interview und dokumentarische Methode: Anleitungen für die Forschungspraxis* (4. Aufl. 2012). *Qualitative Sozialforschung.* Wiesbaden: Imprint VS Verlag für Sozialwissenschaften.

Nohl, A.-M. (2013). *Relationale Typenbildung und Mehrebenenvergleich: Neue Wege der dokumentarischen Methode. Qualitative Sozialforschung.* Wiesbaden: Springer VS.

Olbrich, C. (2000). Pflegekompetenzen. *Pflege aktuell, 54*(6), 344–347.

Olbrich, C. (2010). *Pflegekompetenz* (2., vollständig überarbeitete und erweiterte Auflage). *Programmbereich Pflege.* Bern: Huber.

Przyborski, A. (2004). *Gesprächsanalyse und dokumentarische Methode: Qualitative Auswertung von Gesprächen, Gruppendiskussionen und anderen Diskursen.* Wiesbaden: VS Verlag für Sozialwissenschaften.

Przyborski, A., & Wohlrab-Sahr, M. (2014). *Qualitative Sozialforschung: Ein Arbeitsbuch* (4., erw. Aufl). *Lehr- und Handbücher der Soziologie.* München: Oldenbourg.

Rabenschlag, F. (2011). Recovery. In D. Sauter, C. Abderhalden, I. Needham, & S. Wolff (Eds.), *Lehrbuch psychiatrische Pflege* (3.Aufl., pp. 870–891). Bern: Huber.

Raven, U. (1995). Handlungskompetenz in der Pflege und ihre Bedeutung für die Professionalisierung des Berufsfeldes. *Pflege, 8*(4), 347–355.

Raven, U. (2006). Pflegerische Handlungskompetenz - Konsequenzen einer Begriffsklärung. *PrInterNet, 8*(1), 22–27.

Reuschenbach, B. (2008). *Einfluss von Expertise auf Problemlösen und Planen im komplexen Handlungsfeld Pflege.* Berlin: Logos-Verl.

Richter, D., Schwarze, T., & Hahn, S. (2014). Was ist gute Psychiatrische Pflege? *Psych. Pflege Heute, 20*(03), 125–131.

Riedel-Heller, S., & Richter, D. (2008). Psychosoziale Interventionen & Soziale Inklusion--naher an die Lebenswelt der Betroffenen rucken [Psychosocial interventions & social inclusion--getting closer to those in need]. *Psychiatrische Praxis, 35*(5), 213–215.

Robert Bosch Stiftung (1996). *Pflegewissenschaft: Grundlegung für Lehre, Forschung und Praxis : Denkschrift. Materialien und Berichte / Robert Bosch Stiftung GmbH: 46 : Förderungsgebiet Gesundheitspflege.* Gerlingen: Bleicher.

Robert Bosch Stiftung (2000). *Pflege neu denken: Zur Zukunft der Pflegeausbildung.* Stuttgart: Schattauer.

Rosenbach, F., & Ewers, M. (2013). Selbstmanagementforderung in der psychiatrischen Versorgungspraxis [Self-management support in mental health care]. *Psychiatrische Praxis, 40*(7), 372–379.

Sauter, D. (2011a). Autonomie. In D. Sauter, C. Abderhalden, I. Needham, & S. Wolff (Eds.), *Lehrbuch psychiatrische Pflege* (3.Aufl., pp. 652–668). Bern: Huber.

Sauter, D. (2011b). Spezifische Behandlungssettings: Einleitung. In D. Sauter, C. Abderhalden, I. Needham, & S. Wolff (Eds.), *Lehrbuch psychiatrische Pflege* (3.Aufl., pp. 1127–1129). Bern: Huber.

Sauter, D. (2017). Verantwortung in der Psychiatrischen Pflege. In: Aktion Psychisch Kranke, Weiß, P. & Heinz, A. (Ed.), *Verantwortung übernehmen. Verlässliche Hilfen bei psychischen Erkrankungen* (pp 208-222). Köln: Psychiatrie-Verlag.

Sauter, D., & Rixe, J. (2016). Verantwortung in der Psychiatrischen Pflege. *Psychiatrische Pflege, 1*(1), 37–40.

Schädle-Deininger, H. (2010). *Fachpflege Psychiatrie* (Repr. der Ausg. 2006). Frankfurt am Main: Mabuse.

Schaeffer, D. (2011). Professionalisierung der Pflege - Verheißungen und Realität. *Gesundheits- und Sozialpolitik, 65*(5-6), 30–37.

Schaeffer, D., & Moers, M. (2011). Bewältigung chronischer Krankheiten - Herausforderungen für die Pflege. In D. Schaeffer & K. Wingenfeld (Eds.), *Handbuch Pflegewissenschaft* (pp. 329–363). Weinheim: Juventa.

Schanz, B. (2016). Geteilte Verantwortung ist keine Verantwortung. *PPH, 22*(04), 188–192.

Schärli, M., Müller, R., Martin, J. S., Spichiger, E., & Spirig, R. (2017). Interprofessionelle Zusammenarbeit Pflegefachpersonen und Ärzteschaft. *Pflege, 30*(2), 53–63.

Schnepp, W. (2006). Verantwortlichkeit und professionelle pflege: Verantwortung: wem gegenüber? eine persönliche Sicht. *Die Schwester, Der Pfleger, 45*(8), 638-342.

Schoppmann, S., & Lüthi, R. (2009). Insights from inside: the duties and activities of nurses at the psychiatric clinic Munsterlingen (CH). A qualitative study. *Journal of psychiatric and mental health nursing, 16*(7), 606–620.

Schrank, B., & Amering, M. (2007). "Recovery" in der Psychiatrie. *Neuropsychiatrie, 21*(1), 45–50.

Schrems, B. (2006). Der Pflegeprozess im Kontest der Professionalisierung: Reflexionen zum problematischen Verhältnis von Pflege und Pflegeprozess. *PrInterNet, 8*(1), 44–52.

Schulz, M. (2003). Rekonzeptionalisierung als wesentliches Element einer qualitativ hochwertigen psychiatrischen Pflege. *Pflege & Gesellschaft, 8*(4), 140–145.

Schulz, M., & Sauter, D. (2015). Ein langer Weg: Zur wissenschaftlichen Fundierung der psychiatrischen Pflege. *Dr. med. Mabuse.* (216), 34–35.

Scott, P. A., Matthews, A., & Kirwan, M. (2014). What is nursing in the 21st century and what does the 21st century health system require of nursing? *Nursing philosophy : an international journal for healthcare professionals, 15*(1), 23–34.

Sellick, K. J., Russell, S., & Beckmann, J. L. (1983). Primary nursing: an evaluation of its effects on patient perception of care and staff satisfaction. *Int. J. Nurs. Stud., 40*(4), 265–273.

Simon, M. (2015). *Unterbesetzung und Personalmehrbedarf im Pflegedienst der allgemeinen Krankenhäuser: Eine Schätzung auf Grundlage verfügbarer Daten.* Zugriff vom December 14, 2016, from http://f5.hs-hanno-ver.de/fileadmin/media/doc/f5/personen/simon_michael/Simon_2015_Unterbesetzung _im_Pflegedienst_2._Auflage_.pdf.

Spichiger, E., Kesselring, A., Spirig, R., & Geest, S. de (2006). Professionelle Pflege--Entwicklung und Inhalte einer Definition [Professional nursing--development and contents of a definition]. *Pflege, 19*(1), 45–51.

Staggs, V. S. (2013). Nurse staffing, RN mix, and assault rates on psychiatric units. *Research in nursing & health, 36*(1), 26–37.

Staggs, V. S., Olds, D. M., Cramer, E., & Shorr, R. I. (2017). Nursing Skill Mix, Nurse Staffing Level, and Physical Restraint Use in US Hospitals: a Longitudinal Study. *Journal of general internal medicine, 32*(1), 35–41.

Staudacher, D., & Kozel, B. (2011). Wohin? Und warum?: Eine kritische Reflexion zur fehlenden Identität der psychiatrischen Pflege. *Psych. Pflege Heute, 17*(01), 18–22.

Steinert, T. (2011). Nach 200 jahren Psychiatrie: sind Fixierungen in Deutschland unvermeidlich? [After 200 years of psychiatry: are mechanical restraints in Germany still inevitable?]. *Psychiatrische Praxis, 38*(7), 348–351.

Steinke, I. (2000). Gütekriterien qualitativer Forschung. In U. Flick, E. von Kardoff, & I. Steinke (Eds.), *Qualitative Forschung* (pp. 319–331). Reinbeck b. Hamburg: Rowohlt Taschenbuch.

Stemmer, R. (2003). Zum Verhältnis von professioneller Pflege und pflegerischer Sorge. In S. Bartholomeyczik & G. Dielmann (Eds.), *Pflege & Gesellschaft / Sonderausgabe. Das Originäre der Pflege entdecken. Pflege beschreiben, erfassen, begrenzen ; [Fachtagung 2002]* (pp. 43–62). Frankfurt am Main: Mabuse Verl.

SVR (2007). *Kooperation und Verantwortung: Voraussetzungen einer zielorientierten Gesundheitsversorgung.* Zugriff vom April 11, 2017, from http://www.svr-gesundheit.de/fileadmin/user_upload/Gutachten/2007/Kurzfassung_2007.pdf.

Task Force „Ethik in Psychiatrie und Psychotherapie" der DGPPN (2014). *Achtung der Selbstbestimmung und Anwendung von Zwang bei der Behandlung von psychisch erkrankten Menschen: Eine ethische Stellungnahme der DGPPN.* Zugriff vom April 30, 2017, from .

Taylor, S. G., & Renpenning, K. M. (Eds.) (2013). *Pflegetheorie. Selbstpflege. Wissenschaft, Pflegetheorie und evidenzbasierte Praxis* (1. Aufl.). Bern: Huber.

Tewes, R. (2002). *Pflegerische Verantwortung: Eine empirische Studie über pflegerische Verantwortung und ihre Zusammenhänge zur Pflegekultur und zum beruflichen Selbstkonzept* (1. Aufl). *Reihe Pflegewissenschaft.* Bern, Göttingen [u.a.]: Huber.

Tewes, R. (2008). Primary Nursing - das ungeahnte Powerpaket. *Die Schwester, Der Pfleger, 47*(11), 1031–1033.

Veit, A. (2004). *Professionelles Handeln als Mittel zur Bewältigung des Theorie-Praxis-Problems in der Krankenpflege.* Zugl.: Erlangen, Nürnberg, Univ., Diss., 2002 (1. Aufl.). *Reihe Pflegewissenschaft.* Bern: Huber.

Verbändedialog psychiatrische Pflege (2016). *Gütersloher Erklärung zum geplanten Pflegeberufegesetz.* Zugriff vom December 14, 2016, from http://www.verbaendedialog.de/archiv/Guetersloher-Erklaerung_VbD2016.pdf.

Walter, G., Nau, J., & Oud, N. (Eds.) (2012). *Pflegepraxis Psychiatrische Pflege. Aggression und Aggressionsmanagement: Praxishandbuch für Gesundheits- und Sozialberufe* (1. Aufl.). Bern: Huber.

Ward, M. (2011). *Deklaration von Turku: Der Beitrag der Psychiatrischen Pflege zur Versorgung von Menschen mit psychischen Beeinträchtigungen.* Zugriff vom December 12, 2016, from http://www.horatio-web.eu/downloads/The_Turku_Declaration_-_German.pdf.

Weidner, F. (1995). *Professionelle Pflegepraxis und Gesundheitsförderung: Eine empirische Untersuchung über Voraussetzungen und Perspektiven des beruflichen Handelns in der Krankenpflege. Mabuse-Verlag Wissenschaft: Vol. 22.* Frankfurt am Main: Mabuse-Verl.

Weidner, F. (1999). Was bedeutet Professionalisierung für die Pflegeberufe?: Annäherungen an einen strapazierten Begriff. In D. Sauter & D. Richter (Eds.), *Experten für den Alltag. Professionelle Pflege in psychiatrischen Handlungsfeldern* (pp. 18–38). Bonn: Psychiatrie-Verlag.

Weinmann, S. (2016). Risiken und Verantwortung in der klinischen Praxis: Ermutigungen und Abwägungen aus ärztlicher Sicht. *Die Kerbe, 34*(4), 20–25.

Weissflog, S., Schoppmann, S., & Richter, D. (2016). Aufgaben und Tätigkeiten der Ambulanten Psychiatrischen Pflege in der Schweiz und in Deutschland:: Ergebnisse eines länderübergreifenden Forschungsprojektes. *Pflegewissenschaft, 18*(3/4), 180–191.

Wingenfeld, K., & Schaeffer, D. (2002). Zur aktuellen Situation der Pflege in Deutschland. *Public Health Forum, 10*(34), 23–24.

ZEKO der Bundesärztekammer (2013). Zwangsbehandlung bei psychischen Erkrankungen: Stellungnahme der Zentralen Kommission zur Wahrung ethischer Grundsätze in der Medizin und ihren Grenzgebieten (Zentrale Ethikkommission) bei der Bundesärztekammer. *Deutsches Ärzteblatt, 110*(26), A1334-A1338.

9. Anlagen

Anlage 1: Abstract Forschungsprojekt (Rixe/Sauter)

Jacqueline Rixe / Dorothea Sauter

Was beeinflusst die Bereitschaft zur Verantwortungsübernahme psychiatrisch Pflegender im stationären Setting: eine qualitative Studie

Endbericht zum Forschungsprojekt

Hintergrund / Fragestellung (und Zielsetzung)

Eine professionelle und patientenorientierte Pflege ist ohne die Fähigkeit und die Bereitschaft der Pflegenden zur Verantwortungsübernahme nicht möglich. Doch die Voraussetzungen für die Verantwortungsübernahme sind in der Pflegepraxis nicht oder nicht ausreichend gegeben. Für eine Entwicklung förderlicher Maßnahmen muss u.a. bekannt sein, welche Wünsche und Motive Pflegende bezüglich der Verantwortungsübernahme haben und was aus ihrer Sicht Hindernisse darstellt.

Diese Arbeit untersucht das Phänomen Pflegeverantwortung für die stationäre psychiatrische Pflege unter der Fragestellung, wie Verantwortung erlebt wird und was die Bereitschaft zu Verantwortungsübernahme beeinflusst.

Methodik

Das Erkenntnisinteresse zielt auf das Verstehen des Phänomens Pflegeverantwortung, wie es im habituellen Handeln eingebettet ist. Die Datenerhebung erfolgte im Rahmen von Gruppendiskussion mit stationär tätigen psychiatrisch Pflegenden, damit die kollektiven Orientierungen erfassbar sind. Die Auswertung über die dokumentarische Methode ermöglicht unbewusste konjunktive Erfahrungsräume zu rekonstruieren.

Ergebnisse

Zwei Gruppendiskussionen wurden durchgeführt und mehrere Gesprächspassagen formulierend und reflektierend interpretiert. Verantwortung wird gerne übernommen und hierfür förderliche Aspekte sind im Alltag teilweise realisiert. Deutliche Begrenzung erfährt die Verantwortungsübernahme durch das Primat der Sicherheit und durch die hohe Arbeitsbelastung, beides hängt mir der Personalsituation zusammen. Pflegende sehen sich dann gezwungen, Verantwortung abzuweisen oder gegen die Patientenbedürfnisse zu handeln. Dies wird emotional belastend erlebt.

Diskussion / Schlussfolgerungen

Die Studie unterliegt vielfältigen Limitationen, insbesondere können die Ergebnisse nicht generalisiert werden. Doch es gibt deutliche Hinweise auf erhebliche Einschränkungen der Verantwortungsübernahme. Sie müssen dringend genauer untersucht werden, um möglichen Schaden für die Patienten abzuwenden.

Anlage 2: Informationsschreiben für interessierte Teilnehmer– Beispiel APP

An Pflegende in der Ambulanten Psychiatrischen Pflege im Raum ███████	Dorothea Sauter dorothea.sauter@student.uni-halle.de

Information

zur Teilnahme an einem Gespräch

im Rahmen eines studentischen Forschungsprojekts zum Thema

„Verantwortungsübernahme psychiatrisch Pflegender"

Sehr geehrte Frau…/sehr geehrter Herr…

ich möchte Sie einladen, an einem studentischen Forschungsprojekt teilzunehmen, das im Rahmen des Studiengangs für Gesundheits- und Pflegewissenschaft begonnen wurde und nun im Rahmen meiner Masterthesis weitergeführt wird. Das Projekt wird von Dr. Gertrud M. Ayerle, wissenschaftliche Mitarbeiterin des Instituts für Gesundheits- und Pflegewissenschaft, geleitet. Es trägt den Titel „Verantwortungsübernahme psychiatrisch Pflegender: eine qualitative Studie". Das Ziel des Projekts ist besser zu verstehen, wie Pflegende Verantwortung übernehmen und was die Bereitschaft dazu beeinflusst. Wir haben hierfür bereits Gespräche mit stationär psychiatrisch tätigen Pflegenden geführt und ich möchte nun auch Erfahrungen aus der ambulanten Pflege erfassen.

Die Teilnahme an diesem Projekt ist freiwillig!

Sie können sich frei entscheiden, ob Sie an diesem Projekt teilnehmen möchten oder nicht. Wenn Sie Ihre Meinung später ändern, können Sie Ihre Teilnahme bis zu 3 Wochen nach dem Gespräch ohne Angaben von Gründen widerrufen, ohne dass Ihnen Nachteile entstehen. In diesem Fall werden alle erhobenen Daten, die sich auf Ihre Person beziehen, gelöscht.

Nachfolgend die Beantwortung einiger Fragen, die im Zusammenhang mit einem wissenschaftlichen Projekt immer wieder gestellt werden; damit Sie eine informierte Entscheidung bezüglich Ihrer Teilnahme an diesem Projekt treffen können.

„Wie ist das Vorgehen, wenn ich an der Studie teilnehmen will?"

Sie werden durch ihren Vorgesetzten kontaktiert werden und um Teilnahme an einem Gruppengespräch zusammen mit weiteren ambulant psychiatrisch Pflegenden im Raum Münster gebeten werden.

„Was sollte ich über den Ablauf des Projekts wissen?
Im Rahmen des Projekts werde ich mit Ihnen und den weiteren den pflegerischen Mitarbeitern einmalig ein Gruppengespräch durchführen. Während des Gesprächs wird eine digitale Aufnahme/ Aufzeichnung gemacht, die später in Text übertragen und ausgewertet wird.

„Wie viel Zeit muss ich für die Teilnahme an der Studie einplanen?"
Das Gespräch kann zwischen 60 und 120 Minuten dauern; ca 90 Minuten sind wahrscheinlich.

„Welche Vorteile erwachsen mir aus der Teilnahme an der Studie?"
Möglicherweise können Sie nicht direkt von dem Projekt profitieren. Wahrscheinlich hilft Ihnen die Teilnahme aber, sich über Entscheidungsprozesse und Ihre berufliche Verantwortung bewusster zu werden. Die Gesamt-Ergebnisse des Forschungsprojektes können Ihnen auf Wunsch später zur Verfügung gestellt werden.

„Muss ich aufgrund der Teilnahme mit Nachteilen rechnen?"
Bei einer Teilnahme müssen Sie nach unserem Ermessen mit keinen Nachteilen rechnen. Unabhängig davon, ob Sie an dem Projekt teilnehmen oder nicht, hat dies keine negativen Auswirkungen. Durch die Teilnahme an diesem Projekt entstehen Ihnen keine Kosten. Allerdings wird die Teilnahme – wie oben angezeigt – eine gewisse Zeit in Anspruch nehmen.

„Was passiert mit meinen Angaben?"
Alle Angaben und Aussagen, die Sie im Interviewgespräch machen, werden absolut vertraulich behandelt. Das heißt:

- alle Angaben werden bereits bei der Übertragung der digitalen Aufnahmen in Schriftform pseudonymisiert, d.h. Ihr wirklicher Name wird gelöscht und Ihre Angaben mit einer Kodierungsnummer oder versehen, um die Identifizierung Ihrer Person auszuschließen. Auch sämtliche identifizierenden Angaben zu Einrichtungen oder bestimmten Orten werden unkenntlich gemacht. Außer meiner Person wird niemand die Pseudonyme entschlüsseln können.

- in die pseudonymisierten Angaben werden außer meiner Person meine Kommilitonin Jacqueline Rixe (die den ersten Teil unseres Forschungsprojektes gemeinsam mit mir durchgeführt hatte) und die wissenschaftlichen Begleiter der Universität Halle, Frau Dr. Gertrud M. Ayerle sowie ggf. Herr Prof. Andreas Weber Einsicht nehmen.

- alle Angaben werden sicher verschlossen bzw. mit Passwort aufbewahrt und nach Abschluss der Studie gelöscht.

- die Ergebnisse des Projekts werden in pseudonymisierter Form veröffentlicht: ein Bezug kann dann weder zu Ihrer Person noch zu Ihrer Organisation hergestellt werden. Mehrheitlich werden Aussagen mit anderen Ergebnissen zusammengefasst und als Gruppenergebnisse dargestellt werden. Möglicherweise werden kurze Passagen zur Erläuterung der Ergebnisse herangezogen, die jedoch ebenfalls pseudonymisiert sind.

„An wen wende ich mich, wenn ich weitere Fragen habe?"

Sprechen Sie mich gerne direkt an:

dorothea.sauter@student.uni-halle.de; dorothea.sauter@fhdd.de, 0151 10 566 771.

Ich würde mich sehr freuen, wenn Sie dieses Projekt durch Ihre Teilnahme unterstützen!

In diesem Fall bitte ich Sie freundlich Ihre Einwilligung auf dem beiliegenden Blatt (Einwilligungserklärung) durch Ihre Unterschrift zu bestätigen.

Vielen Dank für Ihre Unterstützung!

Anlage 3: Einwilligungserklärung – Beispiel Leitungsperson

████████████

Leitung Ambulante Psychiatrische Pflege

Dorothea Sauter:
dorothea.sauter@student.uni-halle.de

Einwilligungserklärung

zur qualitativen Studie „Verantwortungsübernahme psychiatrisch Pflegender"

Ich bin über die Inhalte des studentischen Forschungsprojektes und dessen Ablauf ausreichend aufgek[...] worden.

Ich habe die Information zum Forschungsprojekt gelesen und verstanden. Ich hatte die Möglichkeit Fra[...] zu stellen. Auf meine Fragen habe ich zufriedenstellende Antworten erhalten.

Ich hatte ausreichend Zeit mich zur Teilnahme meiner Einrichtung an diesem Forschungsprojekt zu [...] scheiden und weiß, dass die Teilnahme freiwillig ist. Ich weiß, dass ich während der Studie bis 3 Woc[...] nach der Datenerhebung (Gespräch) und ohne Angabe von Gründen diese Zustimmung widerrufen ka[...] ohne dass mir daraus Nachteile entstehen. Falls ich meine Teilnahme widerrufe, werden alle Daten, die s[...] auf meine Einrichtung beziehen lassen, gelöscht.

Mir ist bekannt, dass die Daten der Mitarbeiter/innen in pseudonymisierter (verschlüsselter) Form ges[...] chert werden, so dass die Daten nicht mehr mit den einzelnen Personen in Verbindung gebracht wer[...] können. Alle Daten werden entsprechend der Datenschutzgesetze streng vertraulich behandelt und o[...] Namen oder eine Verbindung zu Personen ausgewertet. Die Gespräche werden digital aufgezeichnet.

Aufzeichnungen werden nach Abschluss des Forschungsprojektes völlig gelöscht bzw. vernichtet.

Durch die Teilnahme an dem Forschungsprojekt entstehen keine Kosten oder sonstigen Verpflichtungen.

Ich habe eine Kopie des Informationsbogens und dieser Einwilligungserklärung erhalten.

Ich erkläre hiermit die freiwillige Teilnahme unserer Einrichtung an diesem Projekt.

Name, Vorname (Blockschrift)   Ort, Datum   Unterschrift

Aufklärende Person:

Sauter, Dorothea   **Münster, 05.12.2016**

Anlage 4: Ablaufplanung Gruppendiskussion (Notiz)

- **Begrüßung**, KENNENLERNEN? **Infos zum Projekt** (Forschungsinteresse, Umgang mit Daten pp); **CHECK: haben alle TN (plus PD) Einverständniserklärung unterschrieben?**

- **Infos Ablauf:** Fallvignette, Einstiegsfrage, im Gespräch bitte immer nur 1 Redner (wegen Aufzeichnung), Gespräch untereinander, die Forscherin hält sich zurück. Allenfalls Verständnisfragen, ggf. am Schluss exmanentes Nachfragen.
  Abschließend kleine Reflektion und Rückmeldung Forscherin.
  Zeitlicher Rahmen: nicht mehr als 2 h

- Hemmschwelle Diktiergerät **(Diktiergerät an!)**

- **Inhaltliche Info:**
  - ZENTRAL: **wir wollen Erfahrungen von Ihnen hören, Ihre persönlichen Geschichten und Erlebnisse und Sichtweisen in unterschiedlichen Situationen.** (Weniger Rechtfertigungen oder Argumente) !
  - es soll **ein Gespräch innerhalb der Gruppe sein,** kein Frage-und-Antwort-Spiel! die **Moderatorin will sich möglichst aus dem Gespräch raushalten.**
  - **Niemand kann etwas falsch machen oder etwas falsches sagen,** wir wollen die Vielfalt der Erfahrungen erfassen
  - Ziel dabei: herausfinden, was unbewusstes Wissen und unbewusste Motive sind (atheoretisches, immanentes Wissen), wir wollen wissen „wie der Schuhknoten funktioniert und warum Sie ihn machen". „Kollektives Handlungswissen und kollektive Orientierungen" kann nicht über „Abfragen" erfasst werden, sondern wir müssen das Gespräch und die wechselseitige Bezugnahme analysieren. Wir werden dazu viele Gesprächssequenzen immer wieder im Kontext analysieren und mit anderen Gesprächssequenzen und ihren Kontexten vergleichen.

Unser Thema ist die Frage, was es Pflegenden erleichtert oder erschwert, innerhalb des Team Verantwortung für den Patienten zu übernehmen und zu entscheiden. Wir wollen wissen, inwiefern Verantwortungsübernahme klappt/ nicht klappt, inwiefern Spaß /Stress bereitet, von Ihnen gewollt/ nicht gewollt ist.

Bitte lesen Sie zunächst die Fallvignette durch. (Fallvignette A)

Einstiegsfrage: Kennen Sie diese oder ähnliche Situationen in Ihrer beruflichen Praxis? Was geht Ihnen in einer solchen Situation im Kopf herum?

- Exmanente Nachfragen? (nur falls diese Themen keine Erwähnung fanden; Regeln dabei: Fragen, Interventionen immer an die Gruppe, nie an Einzelperson. Demonstrative Vagheit, keine Vorwegnahmen, nur offene Fragen)
  - o Verantwortungsinstanz? Wem gegenüber rechtfertigen?
  - o Welche zentralen ethischen Werte bestimmen Verantwortung inhaltlich?
  - o Welche Rollen spielen haftungsrechliche Fragen / „ärztliche Gesamtverantwortung"?
  - o Pflegeverständnis im Team? Homogen?
  - o Zusammenarbeit Pflegeteam / multiprofessionelles Team, Konsense mit Ärzten?
  - o Pflegesystem?
  - o Unterstützung Leitung bei Verantwortungsübernahme (wenn „etwas schief geht") und Fehlerkultur?
  - o Welche Rolle spielt das Thema Verantwortung und Verantwortungsübernahme in der direkten Zusammenarbeit mit dem Patienten?
  - o (WIDERSPRÜCHE oder AUFFÄLLIGKEITEN im Gespräch???)

- Gesprächsende

  - o Diktiergerät abschalten (achten auf ggf noch kommende wichtige Infos)
  - o Blitzlichtrunde, wie empfanden Sie das Gespräch?
  - o Möchte noch jemand etwas zu den Inhalten sagen?
  - o DANKE !!! und kurze Rückmeldung.

Anlage 5: Fallvignette stationär

Frau W. ist 47 Jahre alt, verheiratet und Mutter von drei Kindern. Sie kennen Frau W. bereits aus Voraufenthalten, da sie im Rahmen ihrer bipolaren Störung bereits zweimal einer stationären Behandlung bedurfte. Gestern wurde sie erneut stationär auf Grundlage des PsychKG auf die psychiatrische Akutstation aufgenommen. Sie befindet sich zurzeit in einer manischen Episode und hat nach einer Meinungsverschiedenheit mit ihrem Chef bei Minusgraden und nicht entsprechender Kleidung vor dessen Haus gestanden und mehrere Stunden laut geschimpft. Der Krisendienst fand sie mit beginnenden Erfrierungen und konnte Frau W. verbal nicht erreichen, so dass eine Einweisung gegen ihren Willen notwendig war.

Sie haben Nachtdienst und sind für die 1:1-Intensivbetreuung von Frau W. zuständig. Von den Kollegen hören sie, dass Frau W. auch auf der Station weiterhin sehr aufgebracht war und fixiert werden musste. Zum Dienstbeginn war Frau W. noch wach und sie haben sich noch kurz mit ihr unterhalten. Sie war sehr aufgebracht und hat sich Sorgen um ihre Kinder gemacht. Sie könne niemanden trauen -auch ihrem Mann nicht- und wolle mit ihren Kindern sprechen. Gegen 23:45 Uhr schläft Frau W. erschöpft ein. Der diensthabende Arzt hat sich gegen 0 Uhr bei der anderen Kollegin erkundigt, ob es noch etwas für ihn zu tun gäbe, überprüfte die vorliegende Fixieranordnung und hat sich dann zurückgezogen. Gegen 0:30 Uhr bekommen Sie mit, dass der Arzt auf einer anderen Station wegen eines kardialen Notfalls gebraucht wird. Zeitgleich erwacht Frau W. und äußert, zur Toilette gehen zu müssen und eine Zigarette rauchen zu wollen. Sie ist im Kontakt ruhiger und geordneter als zum Dienstbeginn und verspricht, anschließend wieder ins Bett zu gehen.

Einstiegsfrage:

„Kennen Sie diese oder ähnliche Situationen in Ihrer beruflichen Praxis? Was geht Ihnen in einer solchen Situation im Kopf herum?"

Anlage 6: Fallvignette ambulant

Herr K., 62 Jahre alt, seit einem Jahr verwitwet, hat wegen einer schweren depressiven Episode Ambulante Psychiatrische Pflege verordnet bekommen. Er ist zurzeit arbeitsunfähig, kann aber mit der Freizeit kaum etwas anfangen, ist nicht in der Lage, seinen Tag sinnvoll zu strukturieren. Etwa sechs Monate nach dem Tod seiner Ehefrau hat Herr K. einen Suizidversuch mit einer Überdosis Antidepressiva unternommen. Seinerzeit war er wegen akuter Suizidalität in stationärer Behandlung in einer psychiatrischen Klinik. Nachdem er von der geschlossenen Station auf eine offene verlegt worden war, ist her K. – ohne jemanden zu informieren -direkt am nächsten Tag in seine Wohnung gefahren und hat alle dort vorhandenen Tabletten genommen. Durch mehrere glückliche Umstände wurde er in seiner Wohnung gefunden und gerettet.

Sie besuchen Herrn K. heute und er wirkt noch depressiver als sonst. Im Gespräch wird deutlich, dass er mit Suizidgedanken spielt. Herr K. sagt zwar, dass er sich nicht, oder noch nicht, aktiv etwas antun würde, er aber dankbar wäre, wenn das Schicksal oder Gott ihn aus diesem Leben befreien würde. Sie wissen dass der behandelnde Psychiater im Urlaub ist und Herr K. zu dessen Vertreterin wenig Vertrauen hat. Sie besprechen mit ihm, ob es nicht sicher wäre, in die psychiatrische Klinik zu gehen. Herr K. findet diesen Gedanken entsetzlich, dort würde er ja erst recht lebensmüde gemacht, eingesperrt, entrechtet, entmündigt. Das habe er schließlich schon einmal erlebt. Er bittet Sie, gemeinsam mit ihm einen anderen Weg zu finden, er verspreche auch daran mitzuarbeiten.

Einstiegsfrage:

„Kennen Sie diese oder ähnliche Situationen in Ihrer beruflichen Praxis? Was geht Ihnen in einer solchen Situation im Kopf herum?"

Anlage 7: Übersicht – häufig genannte Themen alle Gruppen

Thema	GD 1	GD 2	GD 3	APP
Sicherheit und Kontrolle	X	X	X	X
Rechtliche Aspekte und Absicherung	X	X	X	X
Fehlentscheidungen & Folgen, Fehlerkultur	X	X	X	X
Beziehung zum Pat, Pat kennen	X	X	X	X
Kompetenzen, Fachlichkeit, Konzepte	X	X	(-)	X
Komplexität von Entscheidungssituationen	X	X	X	X
(Breite der) Verantwortungsbereiche	X	X	-	X
Strategien um zu Entscheidungen zu kommen	X	X	X	X
Berufserfahrung, Erfahrungswissen	X	X	X	X
Bauchgefühl, Intuition	X	X	-	X
Zusammenarbeit im Team, mit Ärzten	X	X	X	Facharzt
Arbeitssituation, Rahmen, Personalsituation, Zeitmangel	X	X	(X)	X
Ablehnen von Verantw./ Verantw. Zurückweisen, V hat Grenzen	X	X	-	X
V für sich selbst und fachl. Entwicklung, für Kollegen und Azubis, für Rahmenbedingungen	X	X	(-)	(+)
Früher und Heute (Verantw.umfang Heute im Ggs. früher)	X (+)	X (+)	X (-)	X (+)
Berufliche Sozialisation	X	X	X	X
Nachtdienstsituation	X	X	-	-
Entscheiden müssen und Entscheiden lernen	X	-	-	-
Angst im Kontext Sicherheit /Bedrohung durch Patienten	X	-	-	-
Dokupflichen, Formalien	(x)	X	X	-
Pflegepolitik	-	X	-	-
Junge Therapeuten vs erfahrene Pflegende			X	
Hierarchie, Führung, Oberarzt			X	
Eigenverantw., Selbständigkeit Klient				X
Bezugspflege (Nennung im selbstläufigen Diskurs?) Aussage zur Umsetzung	(exm. erfragt) teilw.	X gut	(exm. Erfragt) rudiment.	-

Anlage 8: Thematischer Verlauf (Beispiel)

(→ als Beispiel wird der Thematische Verlauf der Gruppendiskussion Ambulante Psychiatrische Pflege vorgestellt, durchgeführt im Januar 2017. Die Zahlen beziehen sich auf die Zeile im Transskript)

20: Gesprächseinstieg mit Vingettenbezug (ein Pat nennt suizidale Impulse, möchte aber nicht in die Klinik gehen): das **Fallbeispiel ist relevant** („fast ein Klassiker") **und bedeutsam** („ist man in einer schwierigen Situation"). 23: Die **Einschätzung, ob akute Suizidalität vorliegt** oder das suizidale Verhalten Signalcharakter hat und eigentlich Aufmerksamkeit erzeugen will, **ist schwierig.** 26: In solchen Situationen spürt der Pflegende einen **Zwiespalt** zwischen „präventiv eingreifen, stationäre Aufnahme" – dies verlange die juristischen Garantenstellung – und „Einschätzung dass suizidale Äußerung eher Appellcharakter hat" – auf der **Basis von Bauchgefühl, beruflicher Routine und dem Vertrauen in die eigene Kompetenz.** 35: Eine patientenorientierte Entscheidung löst (im konkreten Beispiel) ein ungutes Gefühl aus.

38: die **Beziehungsebene und das Kennen des Pat sind wichtig für die Situationseinschätzung.** 40: Auf Basis Beziehung gibt es die Option zu verhandeln (auch um dadurch die Art der Suizidalität genauer einzuschätzen). 43: Es gibt auch **Suizidalitätsbekundungen als Druckmittel,** dann will die Pflegende „deutlich" werden. Über Ankündigung von Konsequenzen („PsychKG") kann bessere Einschätzung der Suizidalität erfolgen. Es kann passieren (bei manchen Krankheitsbildern) dass hier ein Beziehungsabbruch folgt, 49: häufiger aber ist **die Klärung der Spielregeln beziehungsfördernd.** Dann (wenn Beziehung stabilisiert ist) spielt Suizidalität keine Rolle mehr. 51: **Wissen über die Hintergründe (der Suizidalen Äußerungen) ist hilfreich.** 53: Die Erfahrung zeigt, dass die **Beziehungsebene maßgeblich** ist.

56: im Fallbespiel wird **Auswegslosigkeit anerkannt** (im Gegensatz zur „These Appell") und Pflegender sucht Lösungen; 57: **Absprachen, Handschlagvereinbarung;** 59: **Zweitmeinung** um Eindruck zu optimieren und breitere Basis der Einschätzung zu haben, ggf auch telefonisch. 65: Im Fallbeispiel war Suizidalität „nur latent" noch da, und in dieser Situation (Suizidaltiät ist nicht hoch eindeutig) **kann eine PsychKG-Anforderung scheitern** (vgl. M1 hatte diese Option erwogen), darüber entscheiden ja nicht die Pflegenden. 71: Eine gescheiterte PsychKG-Anforderung belastet die Beziehung massiv (was in der Folge schwierig wird).

75: der **Zeitdruck und der Stress spielen entscheidende Rolle,** durch Stress und 78: mit der **Berufserfahrung** ist man „abgestumpfter" und reagiert vielleicht sogar weniger empfindlicher (andere Menschen würden empfindlicher reagieren und Hilfe holen oder Einweisung veranlassen). 82: in der konkreten Situation läuft die Zeit, das ist ein Risikofaktor (...hier UNTERBRECHUNG DURCH W2, DIE JETZT ZUM GESPRÄCH KOMMT)

92: (ANKNÜPFEN) im stationären Bereich liese sich Suizidalität besser abklären, während **die ambulante Situation immer eine Momentaufnahme** darstellt. 95: wenn nun ein Klient provozierend sämtlicher Register zieht und Pflegende unter Druck setzt und mit Beziehungsabbruch droht, erhöht dies den Stress. 101: **Druck entsteht also durch Klientenverhalten und Zeitmangel**, außerdem durch gesetzliche Verantwortung **Rechtfertigungspflicht gegenüber Vorgesetzten.** 104: würden Vorgesetzte eine konkrete Situation anders entscheiden spielt dies auch eine Rolle für die eigene Entscheidung. 107: aber in solchen Situationen auch noch an die Vorgesetzten zu denken ist schwierig und bringt Pflegende mehr in die Enge

111: **kollegiale Fallberatung bzw Absprache mit einem Kollegen wäre sehr sinnig** und entlastend

115: (eigene Entlastung geht auch über) Information des **Facharztes**, der „schlussendlich Auftraggeber ist (Verordnung ausstellt)" und **„letztendlich verantwortlich ist"**

122: Die Aspekte Appellierung/Agieren werden zu stark betont. In der Gerontoambulanz gibt es viele alte und demenzerkrankte Patienten. 125: es gibt da einige Pat, da **würde der Pflegende „als Privatmensch eine Suizidhandlung verstehen", das ist natürlich entgegen der „Auftragsvita".** Es gibt oft viel Not und da sind Suizidimpulse nichts Agierendes, sondern menschlich. Pflegeauftrag ist hier lebenswerte Anteile zu suchen, eine Basis zu bereiten. **Laut Gesetzeslage muss Pflegender auch Maßnahmen einleiten** und Suizidhandlungen verhindern. 133: (in seltenen Fällen in denen Pat appellieren) benennt Pflegender auch „hochzickig" Grenzen. 136: Doch über die Hälfte (der Suizidäußerungen basieren auf) Ausweglosigkeit; es ist sehr schwierig da Wege aufzuzeigen und **hilfreiche Angebote zu finden und das gelingt nicht immer.** 142: Manchmal und mit dem Votum weiterer Person wird man eine Unterbringung einleiten oder mittragen. Das (die Situationen der Ausweglosigkeit) ist ein **gesellschaftliches Problem**, dies müssen wir Pflegende teilweise abfangen.

146: **Alternative zur Klinik ist die Beziehungsgestaltung einschließlich von non-suizid-Absprachen.** Dies ist schwer machbar bei Erstkontakt oder kurzer Zeit der Zusammenarbeit. 150: Pflegende (ambulant und stationär) sind deshalb **rechtlich haftbar** („mit einem Bein im Gefängnis"). Klare Aussage des Gesetzgebers, dass Ingredienzien (hier: vorausgegangenes gefährliches Tun) einschreiten zwingend erfordert. Anderes Verhalten wäre fahrlässig oder grob fahrlässig. Vor Gericht ist die Beweislage schwierig weil Staatanwaltschaft und Richter den Professionellen aufgrund deren Erfahrung den erforderlichen Überblick zusprechen. Das kann passieren (und das findet dieser Pflegende ziemlich „haarig"...).

163: die Pflegende glaubt nicht, dass es „so krass wäre" denn dies würde (in solchen Situationen) Zwang zur sofortigen Einweisung bedeuten. Auf Basis von (längerer, erarbeiteter) Beziehung und non-suizid-Versprechen kann suizidaler Pat auch zuhause bleiben. Wenn Pflegende den Pat noch nicht (lange) kennt, entscheidet das Bauchgefühl; außerdem erfolgt eine **Info an den behandelnden Arzt** und eine Absprache mit dem Arzt über das weitere Vorgehen. 170: Damit ist die Pflegende aus der (haftungsrechtlichen) Verantwortung entlastet; schließlich sind **Suizide auch nicht immer (durch die Pflegende) verhinderbar.**

173: **Einbezug des Behandlers** ist eine sehr gute „probate" Möglichkeit, der Behandler hat ja auch den Überblick. **Pflege ist ja der verlängerte Arm der Therapie** und unterstützt die Therapie. 177: doch was ist, wenn der Behandler nicht erreichbar ist? (Beispiel mit „'ner

Stunde Warteschleife" pp beim Versuch unter Zeitdruck einen Spontantermin zu vereinbaren. Nach 1 1/4tel Stunde von der MFA zunächst vertröstet... erst Hartnäckigkeit führte zum Erfolg...). Manchmal **fehlt die Zeit oder der Arzt ist nicht erreichbar**... das ist schwierig. 192: **Beispiel von vollendetem Suizid**. Im Nachgang Austausch mit dem Amtsarzt über mögliche Handlungsversäumnisse (es gab aber keine Vorwürfe gegen Pflege). Amtsarzt bestätigte, dass nur eindeutige suizidale Äußerung zur Unterbringung berechtigt. 201: die **Situationseinschätzung kann Pflege an den Facharzt** oder (bei Nichterreichbarkeit) den Hausarzt **abgeben und sich so absichern**. 204: doch letztendlich hat **auch der Patient ein Stück weit die Verantwortung für sich selber.**

207: auch der Fall, dass Pat die ambulante Pflege abbrechen (nicht erreichbar sind, die Tür nicht öffnen, vom Umfeld länger nicht gesehen werden), erfordert Absicherung der Pflegenden. 212: **Wir (APP) sehen den Pat ja auch nicht jeden Tag**, manchmal nur 1x pro Woche, je nach Verordnung. Dies erschwert Umgang mit Suizidalität.

217: in Kliniken sehen und dokumentieren die Teams ganztägig Verläufe, da kann man viel deuten. Die **APP hat nur situative Einschätzung von Momentaufnahmen** (das ist ne Art Lotteriespiel) und man kann den Leuten nur vor den Kopf gucken. **Mit den Jahren** hat man dann **Erfahrung** (220). 225: Oft kommen andere Probleme hinzu, Alkohol oder Substanzabusus. Beispielsweise hat ein Klient immer Alkohol im Kühlschrank (und immer „eine Fahne"...); 231: aber **im häuslichen Umfeld hat der Pat die Entscheidungsgewalt**; Pflegende können da nicht „den Kühlschrank leerräumen". Das macht die Arbeit schwierig.

237: (Bezugnahme zum Thema, dass nicht immer Einweisung/Unterbringung möglich oder dauerhaft ist) **Beispiel** einer jungen Borderline-Patientin die nach Schmerzmittelintoxikation über die somatische Klinik in die Psychiatrie kam und dort nicht bleiben wollte und umgehend entlassen wurde (die Pflegende war zunächst entlastet gewesen durch die stat. Aufnahme...). Und dies obschon eine Suizidale Handlung vorausgegangen war. (Vielleicht galt die Suizidalität nicht als ausreichend...)

250: Spannend, dass nach erfolgtem Suizidversuch keine „geschützte stationäre Behandlung" erfolgte. 253: ja, **diese Patientin hatte das abgelehnt, und wir konnten nichts machen**. 256: sobald die Suizidalität nicht mehr akut ist „greifen die nich ein".

258: **Verantwortung kann man/können Pflegende den Patienten nicht grundsätzlich abnehmen, auch wenn wir sie spüren**. 264 Pflegende will „mit **Mutterherz** bei so nem 22-jährn Mädchen" helfen, aber kann nicht viel machen. 264: Pflegende müssen den Patienten zurückmelden, dass sie die Verantwortung für ihr Leben selber haben und dass Pflegende /Profis das nicht abnehmen können.

272: **über allen Rechten steht das Selbstbestimmungsrecht des Pat**. Ein Argument ist auch, dass die **Bezahlung im Missverhältnis zu Verantwortung** steht. Dann ist es legitim zu sagen, wir machen unser Bestes, aber unsere Verantwortung hört auf wo das Selbstbestimmungsrecht des Pat beginnt. 283: **wir haben Verantwortung für unser Tun, aber die Pat haben ihre eigene Verantwortung.**

286: nicht nur Sicht auf den Patienten, sondern auch **Blick auf die unterschiedlichen Berufsgruppen**, den Arzt: die **Ärzteschaft legt Wert auf Bestimmungen**. Pflegende sind nicht befugt Behandlungspläne auszufüllen (obschon sie diese regelmäßig schreiben). Wenn Ärzte dann nicht erreichbar sind oder frei haben („ich spreche dann von Notfall am besten mit Zeugen"), sollen Pflegende nachher die Ausputzer spielen. 296: im Ärztebereich gab es Veränderungen, die sind kulanter. Dann darf man jetzt auch mal die Verantwortung weitergeben („ihr seid jetzt auch mit dran") – **Abgrenzung gehört dazu.** Pflegende können auch nicht alles retten und werden auch nicht dafür bezahlt.

304: **im Ausland** – Beispiel GB, ähnlich Amerika – haben Pflegende eine andere Stellung und **mehr Befugnisse**, z.B. können sie teilweise Verordnungen ausstellen oder Einweisungen veranlassen. Sie haben auch **höhere Kompetenz**, zB bei Suizidalitäseinschätzung. 311: In Deutschland besteht ein Manko, **Pflegende haben sich über Generationen selbst entmündigt**, u.a. durch fehlendes berufspolitisches Handeln. **Barmherzigkeit statt Professionalisierung** und Verbesserung der Stellung in der Gesellschaft. 318: Es ist auch eine Aufgabe in der Gesellschaft unsere Stellung als Pflegeperson zu stärken und sich zu professionalisieren. Da wurde viel versäumt. (Pause)

322: (I-lerin) wo wäre mehr Verantwortung wünschenswert?

323: **Für mehr Verantwortung will Pflegender auch mehr Geld haben**, in Deutschland ist Pflege wirklich unterbezahlt, **Verantwortung und Qualifikationen werden immer komplexer**; Mischdiagnosen, paradoxe Reaktionen auf Medikamente, Schweregrade, die gesellschaftlichen Verhältnisse, Verwahrlosung auch schon bei sehr jungen Menschen, vollgemüllt, Perspektivelosigkeit, Alltagsmanagement („wir sind die Regisseure im Leben"). 345: Behördengänge, Post prüfen, Anträge, Managementaufgaben, das Sozialpflegerische, **Mix aus Betreuer und Sozialarbeiter und somatische Pflegekraft und Haushaltshilfe** („Staubsauger in der Hand, Matratze entsorgt..."). Es ist menschenunwürdig solche Bedarfe nicht zu erfüllen („den Menschen im Bett liegen lassen").

356: (nicht erfüllbarer aber starker) **Wunsch: multiprofessionelle Fallkonferenzen.** Der Arzt gibt den Auftrag, doch Betreuer und Arzt interessieren sich erst wenns brennt – und was Pflege treibt interessiert oft über Monate nicht sehr. **Vernetzung fehlt.** 364: Niedergelassene und Pflegende klagen dass zu wenig Geld da ist, es geht darum Einnahmen zu machen, „Patienten durchzujagen". **Es müsste mehr Geld ins System**, auch um Pat Raum zu geben und Austausch zu ermöglichen. 373: Das Denken müsste sich ändern, wir sind Defizit-/Problemorientiert; man sollte **berufsgruppenübergreifend** nach vorne schauen – wir gucken (aber) häufig nur wenns brennt.

381: **Verdienst und Verantwortung sollte nicht so verknüpft werden**, Verantwortung haben wir doch „aus unserm Menschsein", das geht auch in der Gesellschaft verloren. **Sobald ich (Not) sehe, habe ich Verantwortung.** 389: es geht aber um professionelle Verantwortung. Beispiel Sparkassendirektor: wer mehr Verantwortung hat, verdient auch mehr. 396: aber Verantwortung für nen Menschen haben wir auf jeden Fall und wir können sie nicht am Gehalt festmachen. (Frage – 400: - inwieweit haben wir Verantwortung für einen anderen Menschen?) 401: These dass wir alle als „Sozialberufler" eine Menschenliebe und „angeborene Verantwortlichkeit" haben, sonst würden wir den Beruf nicht machen. 414: Stufung: Menschen mit viel Verantwortung werden in unserer Gesellschaft monetär vergütet.

417: das Selbstbestimmungsrecht unserer Patienten begegnet unserm schlechten Gewissen als Menschen. Der **Zwiespalt „ich hätte mehr tun können" führt zum Ausgebrannt-Sein.** **Professionalität hingegen beginnt beim sich-Abgrenzen:** in der Situation Mittel und Dringlichkeiten prüfen und das Erforderliche veranlassen und bei der Einschätzung dass das funktioniert dann aufzuhören (sich ins Auto setzen). 425: Pflegender schaltet dann das Radio an um sich von den Schicksalen abzulenken, um nicht ausgebrannt zu sein. Ohne diese Kompensationsmechanismen ist man schnell aus dem Beruf raus. 431: viele Menschen mit dieser „sozialen Ader" machen das jahrelang und gehen nach 7 Jahren aus dem Beruf und sind dann durch. 434: Info in der Presse (Stern) berichtete eine Pflegende über die Zustände ihrer Klinik. Der Eindruck des Pflegenden nach 14 Jahren Berufserfahrung in unterschiedlichen Settings ist, dass **der Druck steigt, Zeitdruck, Komplexität der Fälle.** 440 zusätzlich **Personalmangel** (Krankschreibung, Personaleinsparung) und **nachlassen von Qualifikationen vieler Pflegender.** Z.B. Defizite in der Kommunikation, nicht-verstehen biografischer oder sozialer Zusammenhänge. 446: Beispiel: eine Altenpflegerin muss in der Demenzbetreuung Biografien kennen. Ohne Biografie kann man nicht validieren, nicht kommunizieren mit den Pat. 453: diese Entwicklungen lösen große Sorgen und Befürchtungen beim Erzähler aus.

457: (ja Verantwortung kann man nicht nur über Gehalt definieren). Erzähler **wünscht** mehr **Entscheidungskompetenz um Therapie in Teilen mit zu verwalten.** Pflegender sieht die Bedarfe, aber die **Therapieentscheidungen hängen an der Arztverordnung** und an dessen Budget. Erzähler wünscht nach 5-jähriger Ausbildung mehr Verantwortung für Behandlungsgestaltung (was Alltagsstrukturierung betrifft, Gruppenangebote, etc. – sicher nicht die Medikation).

475: das endet jedoch nicht in der „Verordnungsgewalt", **Pflegende verant**wortet auch, dass in Zusammenarbeit Pat (hier als Bsp tagesstrukturierende) **Maßnahmen** überlegt werden **und das Erforderliche initiiert wird** (der Arzt muss dann „nur unterschreiben").

481: Ja, wir nehmen die Verantwortung wahr, bringen das Erforderliche auf den Weg, aber **wollen auch ein Stückchen Anerkennung.** Auch andere Berufsgruppen wehren sich entsprechend.

487,489: dies erfordert **gesetzliche Vorschriften, genaue Definitionen vom Aufgabengebiet** und den Grenzen der Pflegeverantwortung. Ansonsten **verwischen Verantwortlichkeiten.** (auch ein Aspekt der Professionalität). 494: in der **APP haben wir sehr komplexe Aufgaben** („mehr als somatische Pflege im psych. Sektor"), auch Sozialarbeiterberuf, auch Management, auch Bindeglied zum Beteuer. 500: auch der Überblick über alle Maßnahmen (und was dem Arzt vorgelegt wird) erfordert Erfahrung. Mit Selbstbewusstsein ist das für Pflegende möglich (den Ärzten sagen, was der Pat braucht). 505: das ist der Vorteil von älteren **MA mit Erfahrung und Selbstbewusstsein.** 506: ein junges Mädchen, auch mit Fachweiterbildung, hätte dieses Selbstbewusstsein nicht...

510: Das ist eine Haltungsfrage und eine Frage der **Vernetzung** (mit den Niedergelassenen), wir kennen die Anbieter...

517: Erzählung, **Networking hilft**, mit den Vorzimmerdamen sprechen, dann läuft es besser mit den Verordnungen. Sich gegenseitig Respekt zollen, **interdiszipliäre Kollegialität** und Freundlichkeit zeigen (teilweise gibt es in Praxen schlechtes Betriebsklima). 525: oft sind Praxenteams unter Stress und betrachten den Pflegenden als Störenfried, der dann **um seine Verordnung „im Büßerhemdchen" betteln** muss. (lachen)

531: Im ländlichen Raum von [Kleinstadt] ist die Lage anders als bei uns in [Großstadt], wir haben viele Praxen und drei Kliniken, das ermöglicht **viel Netzwerkarbeit**. (Frage:) Ihr in [Kleinstadt] mit Umland werdet nicht jeden behandelnden Arzt kennen (?)

538 (Kollege aus Kleinstadt): doch, wir kennen uns, arbeiten bezirksbezogen. Manchmal erleben wir die „Büßerhemdsituation", aber es wurde besser. 541: Wertschätzung für Pflege hängt nicht so sehr mit einzelnen Ärzten zusammen, sondern hat auch mit **Entscheidungskompetenzen** zu tun. Diese darf Pflege nur „im eigenen Rahmen" mit dem Pat treffen. Erzähler wünscht sich hier mehr Möglichkeiten. 546: **Zusammenarbeit mit Ärzten** ist im Interesse des Pat (der Verordnungen) zwangsläufig. In manchen Praxen klappt es, mal nicht. 550: **Geld** spielt auch eine Rolle. Wenn es Druck gibt hat Pflegender Verantwortung einen (Klienten-)Termin abzusagen, weil am andern Ort mehr Zeit gebraucht wird. Das ist hohe moralische Verantwortung. 556: **mehr Entscheidungsräume sind gewünscht** (damit Lösungen nicht von Kreativität abhängig sind). 558: auch **mehr Wahrnehmung der Pflegearbeit ist gewünscht**. Die **Einzelkämpfertätigkeit ist nicht so leicht**, ein Team würde es leichter machen (manche brauchen das Team).

563: Wesentlich ist auch die **Verkürzung der stationären Behandlungszeit**, auf Druck der Krankenkassen. Beispiel Borderlinepatient4en waren früher regelmäßig ca 12 Wochen stationär, dann wurde reduziert (höchsten 6 Wo, vielleicht plus 2), das hat **zur Drehtür geführt**, weil die Pat nach Entlassung immer wieder in die Krise rutschten. 572: das gilt auch für Psychosen und andere Diagnosen. Die APP hat **nun viel akutere Fälle**, das macht die Sache schwieriger. (Pause)

579 (I-lerin mit Frage was in den TN angesichts solcher Situationen vorgeht) 580: Verzweiflung, weil **die sozialen Systeme** immer mehr unter Belastung gesetzt werden. (…Begründungskette…:) die bedürfnisorientierte Gesellschaft hat – so in den 70ger Jahren – alles in die Sozialsysteme reingebuttert, und mit der Agenda kam dann der Sozialabbau, der sich auch in der Gesellschaft niederschlägt. 587: viele Jugendliche haben keinen Halt in der Familie, das spiegelt sich auch in psychischen Krankheiten wieder. In den Schulen sind immer mehr Kinder auffällig. 596: wir fangen mit bescheidenen Mitteln Menschen auf, die aus dem sozialen Absicherungstopf gefallen sind, mit einem Besuch – höchsten 5 Einheiten pro Woche. So geht man immer Kompromisse ein.

605: Frage ist auch was **Ziel der APP** ist, **die Ziele gehen immer weit über die „Ankreuzkästchen Verordnungsblatt** (Krankenhausverhinderungspflege oder Sicherung ärztliches Behandlungsziel) hinaus. Bei Anbieter ambulant betreutes Wohnen wird manchmal APP vorgeschaltet „um einen Fuß in die Tür zu kriegen" oder den Hilfebedarf zu klären. Fachärzte wollen manchmal, dass jemand nachgehend nach Pat guckt, die nicht zu Terminen erscheinen. 616: die Reduzierung (der Versorgungsleistungen) ist gar nicht so das Problem, sofern wir uns nicht als „Versorger" sehen. Im Erstgespräch heute einer Pat vermittelt: „Wir leisten Hilfe zur Selbsthilfe, nehmen Ihnen nicht alles ab, **unterstützen nur da, wo Sie Unterstützung brauchen, mit dem Ziel der Selbständigkeit**. 624: Zustimmung. 625: der Pat hat auch die Eigenverantwortung zur Mitarbeit.

629: manche Patienten haben ein konsumierendes Verhalten und sind „angesäuert" wenn APP nicht alle Wünsche erfüllt. Pflegende haben dann die **Aufgabe sich abzugrenzen** und „edukativ zu wirken". 635: unser APP-Dienst ist gut vernetzt (beim Träger, auch Beratungsstellen, Somatische Einrichtungen, pp), damit können Menschen aufgefangen werden, wenn die Verordnung APP ausläuft. Dann hat Pflegende auch kein schlechtes Gewissen. Man bringt die Pat immer mehr in die Selbständigkeit und sie können ambulant betreut zurecht kommen.

645: Solche Dinge, auch APP zur Bedarfsklärung Amb Betreutes Wohnen, wären schön, wenn es **flexibler** wäre. Der **Sozialhilfeträger** reagiert nicht, ich habe den Bedarf geklärt, wir (APP) müssen „schließen", aber das **Antragsverfahren** ist nicht durch (und der Klient unversorgt). Beim neuen Pflegeversicherungsgesetz gibt es das Problem, dass Patienten mit Eigentum mitfinanzieren müssen. Ggfs muss der örtliche Sozialhilfeträger helfen die Versorgung sicher zu stellen. Manchen Pat reicht die finanzierte „1 mal in der Woche" nicht. Die Krankenkasse interessiert das nicht. 661: Wieder geht es um **Wahrnehmung und Ernstnehmen dessen, was Pflegende sagen**, aber es hängt vom Sachbearbeiter ab, ob das passiert.

(Pause)

665 (Frage I-lerin: wann/inwiefern macht Verantwortung Spaß?)

667: also – nach 20 jahren in diesem Job – es ist der **Gestaltungsraum**, dass ich selbst gucken kann, **wie ich die Beziehungen gestalte**, das hat großen Wert

673: Ja, **Absprachen werden nicht von Kollegen (wie in Stationsteams)** torpediert. Was ich gut/falsch mache, bade ich selbst aus und **Erfolge kann ich mir zuschreiben**. Die selbständige **autonome Arbeit** fordert, gibt aber viele Möglichkeiten.

680: es (der „Spaßfaktor") ist die **Dankbarkeit der Klienten**, das ist im stationären Bereich weniger. Dankbar für Hilfe honorieren die Klienten durch Gastfreundschaft und Freundlichkeit. Trotz vieler Defizite versuchen sie Gesten der Dankbarkeit. Das hält die Motivation aufrecht. 686: **im Beruf frei gestalten** zu können ist hervorragend. (diese Gestaltungsräume werden als Wertschätzung erlebt.). In vielen anderen Berufen ist man in Formen eingepresst und muss funktionieren. Wir haben **Kreativität, sind die Regisseure** und leisten auch Regiearbeit (und es kommen „sehr unterschiedliche Filme bei raus"…).

697: **Verantwortung bringt Freiräume**, das schafft Wohlsein. Hingegen in der stationären Arbeit ist man eingeengt. Pflegender hätte im stationären Setting nicht weitergearbeitet, war schon als Schüler allein mit 42 Patienten, „das waren Zustände, die ich auf keinen Fall länger haben wollte". Der Ambulante Dienst hat den Pflegenden „gerettet" (für die Pflege)…

Auswahl von Passagen

Anfangspassage bis Z 177

- diese Passage ist ohnehin „gesetzt". Teilnehmer diskutieren das Fallbeispiel unter verschiedenen Aspekten und wägen Optionen für Lösungen ab. Es herrscht Uneinigkeit bzgl. der Relevanz des möglichen „Agierens" der Patienten bzw. „Suizidgeste als Appell".

Z 201-287:

- hier werden eingangs 2 kritische Situationen erzählt und damit erfolgt hier die vollständige Ablösung von der Fallvignettensituation, dann tauschen sich an dieser Stelle das einzige Mal die drei weiblichen Mitarbeiterinnen kurz aus (und die Männer sind still obschon sie ansonsten insgesamt den deutlich größeren Redeanteil hatten) und reflektieren ihre Eigenverantwortung aus der Perspektive des Fürsorgeempfindens sowie hinsichtlich Eigenverantwortlichkeit Patient. Eine Pflegende bringt zum Ausdruck, dass sie sich aufgrund des begrenzten Rahmens („uns sind die Hände gebunden") ohnmächtig und belastend erlebt. Die Verantwortungsrückgabe an Pat muss gut kommuniziert werden ...

Z 457-562

- Debatte über (erwünschte, erweiterte) Befugnisse, Entscheidungskompetenzen und Wertschätzung. Fast nur Argumente und Beschreibungen. Thematisiert wird, dass die Aufgabenfülle und Kompetenzbreite der APP im Gegensatz dazu steht, was Pflege veranlassen kann (– sowie Position gegenüber und Kooperation mit Ärzten). Thema ist relevant, es wurde im gesamten Gespräch immer wieder aufgegriffen. Engagierter Vortrag der eigenen Anliegen/Bedürfnisse. Heterogene Debatte und „aneinander vorbei sprechen" aber Konsens beim Kernthema...

Z 666-708

- die Frage der I-lerin wo/inwiefern Verantwortung Spaß mache löste (ungewollt) eine „Abschlussstatement-runde" aus. Alle TN gehen über die Fragestellung hinaus und bilanzieren das Arbeitsfeld in komprimiertem Statement

Anlage 9: Formulierende Interpretation (Beispiel)

(→ Als Beispiel dient die Einstiegspassage der Gruppendiskussion 3, durchgeführt im November 2016; die Passage umfasst Anfang bis Z 154)

Auswahlkriterien

diese Passage ist ohnehin „gesetzt", aber es gibt weitere Gründe:
lebhafter Diskussionseinstieg, breites Aufzeigen von Aspekten (alle wichtigen Themenschwerpunkte der Folgediskussion werden angesprochen)
viele Erzählelemente, es gibt einen widersprüchlichen Diskurs, der Passus endet mit einer deutlichen Konklusion („Absicherung")

Thema der Passage

„Es ist nicht sinnvoll, dass die Verantwortung heutzutage ganz klar bei den Ärzten liegt"

Zusammenfassung dieser Passage aus dem thematischen Verlauf

- Z6: Gesprächseinstieg mit Vignettenbezug „**ohne Anordnung kann ich nicht defixieren** (obschon ich die Pat gerne auf Toilette begleiten würde)", dies sei Fakt. Z16: Vergleich Fixierungssituation und Ausgangssituation, Parallele bezgl. **innerer Konflikt** (früher hätte Pflegende auf Basis Vertrauen und Beziehung einen Ausgang erlaubt), Hinweis auf **zunehmende Gültigkeit Arztanordnung** und Konsequenzen („krieg ich eins auf den Deckel … Amtsanmaßung") **im Vergleich zu früher**, weil Pflegende sich nicht mehr traue, „zu meiner eigenen Sicherheit". Z30: Bestätigung, früher hatte Pflege mehr Verantwortung, heute strengere Handhabung, (dies hängt aber auch vom Oberarzt ab,) obschon Pflegende die Patienten besser kennen als einige Assistenzärzte. Heute strengere Handhabung, Pflegender empfindet das als **schade**, zumal in Erinnerung Pflegender nichts schiefgegangen ist wenn Pflege entschieden hat.
- Z56: früher haben Ärzte Pflegende gefragt, weil **Pflege aufgrund Präsenz Situationen besser einschätzen** kann. Z63: (Bestätigung dieser Erfahrung), die Akademiker waren klug. Heute tragen die **nicht-präsenten Berufsgruppen** und unerfahrene Psychologinnen in Ausbildung die Verantwortung obschon sie an die Grenzen kommen und supervorsichtig sind. Mit **besserer Kommunikation** und mehr auf Pflege hören würde man sich Konflikte („da geht was ab") ersparen. Aber das ist nicht erwünscht.
- Z86 (W3): Pflege kann und muss den Ärzten ja Hinweise geben, aber **letztlich liegt die Verantwortung bei den Ärzten** und diese Pflegende ist froh, denn „ich als Krankenpflegerin will **so viel Verantwortung gar nicht,** gebe die Verantwortung gerne nach oben ab, habe bewusst keine höhere Position (sondern die Krankenpflege) gewählt". Z103: (Widerspruch M1 zu W3) Therapeuten, die sich die Pflege „zunutze machen", sind die „Pfiffigeren". Z107: (Widerspruch W1 zu W3) **„therapeutisches Team":** anders als in der Somatik muss man miteinander kommunizieren. Das war früher besser,

das ist in den letzten Jahren zurückgegangen, es wird so auseinanderdividiert. „Pat. Hat Beziehung zum Arzt und Pflege müssen wir kleinhalten", so erlebt diese Pflegeden das.
- Z122 – ein Oberarzt, „der sich vor Angst in die Hose macht", ist noch problematischer. Z130: Risikobereitschaft in unserer Klinik (im Vergleich früherer Arbeitgeber dieser Pflegenden) „gleich Null", das fällt bei Wechsel der Einrichtung besonders auf. In Entweichungssituation (o.ä.) wird nicht Situation an sich oder das Problem des Patienten sondern nur die **Schuldfrage** geklärt – statt geschlossen hinter Entscheidung zu stehen.
- Z149: dahinter steht Absicherung.

Themenüberblick - Tabelle

Oberthemen	Unterthemen
Z 6 – 34: Ärztliche Entscheidung bzgl. Fixierung oder Ausgang ist für Pflege bindend	Relevanz Fallvignette für Geschlossene Station und für andere Bereiche (aufgrund Übertragbarkeit zB auf Ausgangssituation)
	Dilemmas aufgrund rechtlicher Situation (Pflege darf nicht)
	Heutzutage wird Handeln nach Arztanordnung eingefordert (dabei: der Oberarzt ist prägend, „welcher Wind weht")
(Z 21-25) Z 34-55 (auch Z 130-142): Früher hat die Pflege selbst und im Patenteninteresse entschieden	Pflege kennt die Patienten besser, da sie sie im Alltag erleben
	Früher hat die Pflege bei Ausgangsfragen entschieden
	Pflegeentscheidungen erhöhten die Risiken für Patienten nicht
(auch Z37-41) Z 56-92 (auch Z 103-105): Pflegende können aufgrund Präsenz und Erfahrung (Ausgangs-) Fragen besser einschätzen, als Ärzte oder Psychologen.	Richtigerweise haben früher die Ärzte die Pflege gefragt
	Junge akademische Mitarbeiter treffen heute Entscheidungen, obschon sie oft überfordert sind. Entscheidungen ängstlicher Mitarbeiter führen zu Krisen.
	Pflege hat mehr Erfahrung und einen viel täglicheren Bezug zu Patienten
Z 93- 154: Geteilte Verantwortung im therapeutischen Team auf Basis guter Kommunikation ermöglicht den Umgang mit Risiko	Pflege kann die Verantwortung nach oben abgeben und dennoch mitwirken
	Gute Kommunikation, wie sie im therapeutischen Team üblich war, findet nicht mehr statt
	Risikosituationen könn(t)en gemeinsam in Teams gut entschieden und bewältigt werden
	Es gibt heute keine Risikobereitschaft, es geht nur um Schuldfragen und Absicherung

Reformulierung des Sinngehalts / Paraphrasierungen

Unterthemen (a) Z 6 – 34: Ärztliche Entscheidung bzgl. Fixierung oder Ausgang ist für Pflege bindend

- *Relevanz Fallvignette für geschlossene Station und für andere Bereiche (aufgrund Übertragbarkeit z.B. auf Ausgangssituation)*
- *Dilemmas aufgrund rechtlicher Situation (Pflege darf nicht)*
- *Heutzutage wird Handeln nach Arztanordnung eingefordert (dabei: der Oberarzt ist prägend, „welcher Wind weht")*

   a. Z 6: Relevanz Fallvignettenbeispiel für geschlossene Station, solche Situationen sind häufig; Z 16: Passung des Vignettenbeispiels auch für offene Station beim Thema Ausgang

   b. Z 7 und Z12 und Z 14: rein rechtlich dürfen Pflegende nicht ohne Anordnung defixieren, menschlich sind Kompromisse erforderlich.

   c. Z 9: die Vignettensituation stellt ein Dilemma dar („der erste Impuls sagt mir" [es geht] und „ich würde wohl gerne, aber … kann nicht" aufgrund Nachtwachensituation und Arztanordnung).

   d. Z 13: Option Suche nach Kompromissen („irgendwie versucht")

   e. Z 17: Dilemmasituation bzgl. Ausgangsentscheidung bei Nichterreichbarkeit Arzt.

   f. Z 21: Verweis auf früher: auf Basis von Vertrauensbeziehung und Absprache („Handschlag") hätte Pflegende eine patientenorientierte Entscheidung getroffen.

   g. Z 25: autonome Pflegeentscheidung heute hätte negative Konsequenz („selbst wenn nichts passiert"), daher wird zur eigenen Sicherheit entsprechend Anordnung und gegen Patienteninteresse („sie müssen jetzt hierbleiben") gehandelt.

   h. Z 30: Bestätigung des Gesagten, auch ohne die Situationen direkt zu kennen.

   i. Z 32-34: vor allen Dingen hängt das auch vom Oberarzt und vom Arbeitsklima („was für ein Wind weht") ab.

Unterthemen (b) (Z 21-25) Z 34-55 (auch Z 130-142): Früher hat die Pflege selbst und im Patienteninteresse entschieden

- *Pflege kennt die Patienten besser, da sie sie im Alltag erleben*
- *Früher hat die Pflege bei Ausgangsfragen entschieden*
- *Pflegeentscheidungen erhöhten die Risiken für Patienten nicht*

   j. (s.o., Z 21)

   k. Z 34: Es gab Zeiten, in denen Ausgangsentscheidungen in der Pflegeverantwortung gelegen haben, das war kein Problem (Z 41).

   l. Z 36: Pflegende erleben die Patienten im Alltag und kennen sie besser als einige Assistenzärzte, die nur Gespräche führen (Patientenverhalten in Gesprächen oft ganz anders, als im Alltag).

   m. Z 41: irgendwann wird alles (ohne erkennbaren Anlass) strenger gehandhabt.

   n. Z 45: Pflegende bedauern dies, sie würden gerne selbst mitentscheiden.

o. Z 51: in der Vergangenheit gab es keine Situation, in der aufgrund von Pflegeentscheidungen (zu Ausgangsfragen) mal irgendwas richtig schiefgegangen ist
(nur aufgrund anderer Situationen).

**Unterthemen (c) (auch Z37-41,) Z 56-92 (auch Z 103-105): Pflegende können aufgrund
Präsenz und Erfahrung (Ausgangs-)Fragen besser einschätzen, als Ärzte oder Psycho-
logen.**

- *Richtigerweise haben früher die Ärzte die Pflege gefragt*
- *Junge akademische Mitarbeiter treffen heute Entscheidungen, obschon sie oft über-
fordert sind. Entscheidungen ängstlicher Mitarbeiter führen zu Krisen.*
- *Pflege hat mehr Erfahrung und einen viel täglicheren Bezug zu Patienten*

p. Z 56: Ärzte haben damals und beim früheren Arbeitgeber der Pflegenden die
Pflege sogar gefragt, weil sie aufgrund geringer Präsenz Situationen schwerer
einschätzen konnten, die Hierarchie nicht so ausgeprägt war und weil es „nicht in
der Grundsatzdebatte" war.

q. Z 64: die Ärzte haben klugerweise Pflegende gefragt, das war zunächst irritie-
rend aber „gar nicht so dumm"

r. Z 69: z.B. Psychologinnen sind noch in der Ausbildung, also offiziell Praktikantinnen, und tragen definitiv (oberärztlich bestätigt) die Verantwortung, obschon
sie oft an ihre Grenzen kommen.

s. Z 74: überforderte Psychologinnen sind sehr vorsichtig und sichern sich beim
Oberarzt ab.

t. Z 76: Wenn die Oberärztin dann genauso ängstlich ist, „geht richtig was ab". Das
wäre vermeidbar, wenn cleverere Therapeuten mehr auf Pflege hören würden.

u. (Z 82: das ist aber nicht erwünscht) (dankbar müsste man der Pflege sein)

v. Z 86: Aufgrund des „viel täglicheren Bezugs" wissen Pflegende, wenn Aus-
gangsabsprachen gelockert werden sollten; dann muss Pflege die Therapeuten
hinweisen.

w. Z 93: letztendlich liegt die Verantwortung bei den Ärzten.

**Unterthemen (d) Z 93- 154: Geteilte Verantwortung im therapeutischen Team auf Ba-
sis guter Kommunikation ermöglicht den Umgang mit Risiko.**

- *Pflege kann die Verantwortung nach oben abgeben und dennoch mitwirken*
- *Gute Kommunikation, wie sie im therapeutischen Team üblich war, findet nicht mehr
statt*
- *Risikosituationen könn(t)en gemeinsam in Teams gut entschieden und bewältigt wer-
den*
- *Es gibt heute keine Risikobereitschaft, es geht nur um Schuldfragen und Absicherung*

x. Z 93: dass letztendlich die Verantwortung natürlich bei Ärzten liegt, entlastet
(Pflegende äußert: ich gebe die Verantwortung gerne nach oben ab, auf die
nächst höhere Hierarchie [gemeint ist der ärztliche Dienst]) – ich würde die Ver-

antwortung nicht wollen, habe mich deshalb auch für Krankenpflege [und „nicht für eine höhere Position"] entschieden)

y. Z 101 (Widerspruch): kluge Therapeuten, die die Hierarchie nicht einhalten können „sich Dinge zunutze machen" [Pflegewissen], die nicht im Lehrbuch stehen

z. Z 107: es gibt 2 Varianten. Die Variante „therapeutisches Team" erfordert ebenbürtige Kommunikation (Pflegende äußert: ich bin KS weil ich KS sein will und nicht weil ich mich von Verantwortung entlasten will).

aa. Z 113: in unterschiedlichem Ausmaß ist die Kommunikation zurückgegangen, wird durch anweisende Mails ersetzt. Über die Nicht(mehr)teilnahme Pflegender bei Therapiegesprächen werden Arzt und Pflege getrennt, der Patient hat die Beziehung zum Arzt. Es entsteht der Eindruck, die Pflege werden kleingehalten, da sie was anderes sagen könnte, als die unerfahrenen Ärzte

bb. Z 123: wenn sehr ängstliche Oberärzte keinerlei Risiken eingehen provozieren sie dieses (Kleinhalten der Pflege) zusätzlich, das ist emotional aufwühlend

cc. Z 130: (Bestätigung über ähnliche Erfahrung durch Vergleich führerer und aktueller Arbeitgeber) Risikobereitschaft in der jetzigen Klinik ist gleich Null – während in der früheren Klinik die oberste Prämisse war „alle (Pat ohne Ausgang) müssen täglich raus". Als ein Patient entwich wurde nicht die Brisanz der Situation sondern lediglich die Schuldfrage geklärt, das ist sehr überraschend. Manche brenzlige Situation („der wemst mir jetzt die Bude zusammen") könnte über gemeinsame Entscheidung von Pflege und Therapeut erfolgreich geklärt werden („der kam auch mit zurück"); in heiklen Situationen („Eiertanz") muss man geschlossen hinter Entscheidungen stehen.

dd. Z 144: (auch nach Jahren:) „Entsetzlich" zu erleben, dass in unserer Klinik bei Entweichungen immer die Suche nach dem Schuldigen erfolgt, statt nach Befinden von Patient und MA zu fragen.

ee. Z 149: letztendlich steckt dahinter der Gedanke der Absicherung

Anlage 10: Sequenzanalyse (Beispiel)

Am Beispiel des ersten Teils der Einstiegspassage der Gruppendiskussion 3 wird aufgezeigt, welche Aspekte im Rahmen der Sequenzanalyse wie interpretiert werden.

Erläuterungen zu dieser Anlage:

- Abkürzung OR = Orientierungsrahmen
- Kennzeichnung Textart durch Unterstreichung: Erzählung, Beschreibung, Argument
- *Fussnote kursiv*[1]: hierüber werden Orientierungsrahmen durchnummeriert; zu Jedem Orientierungsrahmen die drei im Rahmen der Sequenzanalyse identifizierten Moves in ihrem Bezug aufeinander belegt. Jeweils beim 3. Move wird die „Rahmung" der Orientierungsfigur über den positiven und negativen Horizont sowie das „Enaktierungspotenzial" beschrieben. Nur gelegentlich werden in den Kommentaren auch die vorgenommenen Gedankenexperimente dokumentiert. (Diese erfolgten bei jeden Move und sind nicht dokumentiert, wenn die Ergebnisse sehr plausibel waren.)
- Fussnoten unterstrichen[2]: hier sind die Anmerkungen zur Diskursanalyse/ zum Diskursmodus vermerkt, jeweils mit Bezug auf die OR-Nummer.

Ierin1: Also, unsere Frage lautet ganz einfach: "Kennen Sie so eine Situation oder kennen Sie Situationen, wo Sie ähnliche Konflikte, Fragestellungen hatten, und was geht Ihnen dann im Kopf herum?" **[2.43]**

W1: Also, auf der Geschlossenen ist das häufig, dass solche Situationen auftauchen[3]. Ähm, rein rechtlich ist klar, dass ich die Patientin nicht ohne Anordnung defixieren kann. So, [3.00] ähm, menschlich muss man dann irgendwie Kompromisse anbieten. Also, ganz praktisch gesehen, klar, der erste Impuls sagt mir, der hat sich ein bisschen beruhigt, ich würde ihn wohl gerne zur Toilette begleiten und so, aber aufgrund der Nachtwachensituation und eben, ähm, so lange vom Arzt die Fixierung nicht aufgehoben worden ist, kann ich auch nicht die Patientin aus der Fixierung raus nehmen. Das ist eigentlich Fakt, ne. Ich kann Kompromisse eingehen, ne, wie gesagt, ne, dass man ihr die Bettpfanne reicht oder, ne, irgendwie auch verbal versucht, da irgendwie, ne, aber, ohne die Anordnung kann ich ihn nicht defixieren[4][5]. [3.38.] (Pause)

---

[1] ((Beispiel))

[2] ((Beispiel))

[3] (Bestätigung Relevanz Fallvignette)

[4] Proposition OR1: „Rein Rechtlich" /ohne Anordnung darf ich aufgrund Arztanordnung nicht defixieren, obschon ich andere Impulse habe (das Pat.bedürfnis befriedigen will) - menschlich muss ich Kompromisse suchen.

W2: Also, ich kenne diese Situation von früher oder auch in anderer Form, wenn es um Ausgang geht auf offener Station[6]. Ähm, wenn meinetwegen kein Arzt da ist. Im Ausgang steht aber nur drin .....[4.00] ....meinetwegen, um fünf im Klinikgelände, so. Der will jetzt aber nur, ähm, sich Zigaretten holen, soo. Ich habe aber kein Personal an der Hand, was, ähm, ihn begleiten könnte. Ähm, dann komme ich schon in eine schwierige Situation inzwischen[7][8]. Also, ich weiß, früher hätte ich gesagt: „Gehen Sie mal ruhig", ne, wenn ich das Vertrauen zu dem Patienten, musste, die Beziehung muss stimmen. Aber dann hätte ich ge-: sagt: „Gehen Sie", ich hätte das mit ihm besprochen, ne, „ich verlasse mich jetzt auf Sie", mit, meinetwegen sogar mit Handschlag, und dann wäre der gegangen[9][10]. Heute kann ich mir das nicht mehr trauen[11], weil, ähm, selbst wenn nichts passiert, sobald der Arzt, ähm, das rauskriegt, dass der gegangen ist, kriege ich einen auf den Deckel und werde wegen, was weiß ich, ich übertreibe jetzt mal, Amtsanmaßung, ähm, zu Rate gezogen[12] und ähm, [5.00] .....ja, also würde ich auch, ja, eigentlich, wie sie schon gesagt hat, sagen: „Nee, Sie müssen jetzt hierbleiben."[13] Weil ich es mir einfach nicht mehr traue, zu meiner eigenen Sicherheit[14]. **[5.14]**

M1: Ja, da ich jetzt dauerhaft nicht auf der Geschlossenen gearbeitet habe, kenne ich solche Situationen jetzt, ähm, wie sie das Beispiel angibt, nicht direkt. Aber, ähm, kann im Grunde das nur bestätigen[15], was jetzt gerade gesagt wurde[16]. Ähm, es ist vor allen Dingen, also, ich

---

[5] OR 1, Move 1: Dilemma: Entscheidungsräume sind eingeschränkt; Pflege muss gegen Pat.willen handeln (Rein Rechtlich darf ich nicht defixieren, obschon ich andere Impulse habe - menschlich muss ich Kompromisse suchen, was nicht ganz einfach ist „...irgendwie..versucht"...)

[6] OR 1 Elaboration des Dilemmas (der Proposition) durch Exemplifizierung über Aufzeigen einer anderen Situation (Ausgang), in der das gleiche Dilemma herrscht (Erzählung)

[7] OR 1 „Eigenvalidierung" durch W2, nochmal deutliche Betonung des Dilemmas (über Bewertung/ Aufzeigen von Konsequenzen)

[8] OR 1 Move 2: Bestätigung der Relevanz Fallvignette und der Erzählung W1; sowie der Schwierigkeit schneller Problemlösung, indem andere Situation mit dem selben Dilemma geschildert wird. (stimmige Anschlussäußerung)

[9] OR 2 Proposition: auf der Basis von Zusammenarbeit mit dem Pat sind in Risikosituationen patientenorientierte Entscheidungen möglich (Erzählung)

[10] OR 2 diese Proposition stellt Move 1 dar

[11] Elaboration / Exemplifizierung OR 1 durch Vergleich früher und heute.

[12] Elaboration OR 1 über Differenzierung durch Hinweis auf weitere Konsequenzen (Erzählung)

[13] Proposition OR 3: Früher hätte ich selbst (z.b.) Ausgangsentscheidungen getroffen, heute traue ich mich nicht mehr und erfahre Sanktionen (Erzählung)
OR 3 dies stellt einen neuen Move 1 dar

[14] Validierung OR 1 (und Eigenvalidierung OR 3) mit abschließendem Argument („eigene Sicherheit")

[15] OR 3 Move 1b: erste kleine Validierung

habe das Gefühl, es hängt so ein bisschen auch davon ab, so welcher Oberarzt so da ist, was da so für so ein Wind weht, sage ich mal[17]. Es gab Zeiten, wo das tatsächlich, ja, ähm, in der Verantwortung von uns gelegen hat und, ne, das wissen wir[18],[19]. Wenn wir die Leute länger, länger mit denen da unten zu tun gehabt haben also, ähm, dann haben /. Ich behaupte mal, dass wir die teilweise echt besser kennen als so einige Assistenzärzte, die da wirklich nur Gespräche mit denen führen, weil wir die Patienten letztlich auch im Alltag erleben[20]. So eine Gesprächssituation ist ja irgendwie ...... [6.00] .... immer nochmal etwas anderes. Das haben wir schon oft erlebt, dass sich Leute in Gesprächssituationen ganz anders darstellen, als sie dann im Alltag sind, ne[21]. Und, ähm, das war mal eine Zeitlang, war das nicht so ein Problem. Und irgendwann wurde das alles Mal, ähm, deutlich, ähm, strenger gehandhabt. Da gab es irgendwie dann auch eine Rote Liste mit den Ausgangsmöglichkeiten, noch mal überarbeitet und, ähm, und dann hieß es irgendwie auch, ähm, das ist alles gar nicht mehr möglich, so, tja, ne[22]. Und ähm, und das ist, ähm, also, ich muss ganz ehrlich sagen, ähm, ich empfinde das auch ein bisschen schade[23]. Ich habe das, ähm, eigentlich ganz gerne auch mal so selbst auch mit entschieden[24]. Natürlich gab es da eine Regelung auch. Aber in solchen Situationen, ne, wenn eben mal was ist, und ich, ne, muss mal eben da, was weiß ich,

---

[16] Validierung OR 1 (wie auch OR 3) durch Bestätigung als alltägliche Erfahrung, ohne die spezifischen Situationen zu teilen (Beschreibung)

[17] Differenzierung OR 1 durch Hinweis auf die Bedeutsamkeit des Oberarztes (bzgl. OR 1)

[18] Konkludiereng OR 1 und Validierung OR 3, früher hat Pflege (mehr) Verantwortung/Entscheidungsbefugnis gehabt

[19] *OR 1 Move 3: Ratifizierung: durch Anerkennung des Gesagten (ohne die konkrete Situation zu kennen, aber „im Grunde" bestätigend) und Hinweis dass es früher anders war erfolgt die Bestätigung, dass heute die Verantwortungsräume sehr beschnitten sind.*

Moves geschlossen, durchgängig inkludierender Diskurs

Grenzen Orientierungrahmen

- **Positiver Horizont: Pflege strebt nach Befriedigung Pat.bedürfnisse.**
- **Negativer Horizont: Pflege ist rechtlich/ an Weisung gebunden und drohende dienstrechtliche Sanktionen. Dieses Dilemma gibt es auch in anderen Kontexten/Situationen**
- **Enaktierungspotenzial: kaum Möglichkeit für kreative Lösung im Sinne des Patienten erkennbar**

[20] Proposition OR 4: Wir Pflegenden kennen die Patienten besser als die Ärzte, da wir sie im Alltag erleben und länger mit ihnen zu tun haben.
gleichzeitig Move 1 für OR 4:
Damit auch für OR 2 Elaboration des Aspektes, dass Pflege die Pat aufgrund Alltagspräsenz gut einschätzen kann.

[21] Eigen-Elaborierung OR 4 und OR 2: Pat sind in (Arzt-)Gesprächssit ganz anders, als im Alltag

[22] *OR 4 Move 2a: (eigene) Bestätigung durch längere Erzählung und Beispiele und Hinweis, dass es kein Problem war, als es noch weniger streng gehandhabt wurde.*

[23] *OR 4 Move 2b: (eigen) Bestätigung durch Darlegung emotionaler Reaktion*

[24] Weitere (Eigen-)Validierung OR 3 und OR 4 mit aufzeigen der emotionalen Reaktion

meine Frau ist da auf dem Parkplatz und ich, kann ich der eben die ganzen Sachen entgegen nehmen oder so. Ähm, also, das, da hätte ich dann schon auch ja gesagt, wenn das jetzt, wenn ich das glaubte, verantworten zu können, ne[25]. Ich habe auch nichts, ehrlich gesagt, ich kann [7.00] mich auch nicht erinnern, dass da irgendwann mal richtig was schief gegangen ist. Also, ich kann mich nicht erinnern zumindest, ne. Ja, schief gegangen ist es in anderen Situationen damals, aber nicht dadurch, dass wir als Pflegende da so mal die, dann diese Entscheidung für uns gefällt haben[26], ne[27]. [7.15]

W1: In [andere Klinik] war das sogar so, ähm, da, als ich da angefangen bin, dass die Ärzte gefragt haben die Pflege, ne. Weil, so, wir ja wirklich 10 Stunden, am Wochenende den ganzen Tag mit denen zusammen waren, die das schwerer einschätzen konnten[28][29], weil die wirklich nur zur Visite oder so zu Kurzgesprächen gekommen sind und, ähm, wo das aber auch so von der Hierarchie nicht so, ähm, so klein, klein gemacht wurde[30], ne, weil dann, Inzwischen ist ja alles in der Grundsatzdiskussion[31], so. **[7.46]**

---

[25] OR 3 Move 2b: heute wird manches „strenger gehandhabt" was früher nicht so ein Problem war (da hab ich selbst entschieden, da waren flexible Reaktionen möglich)

[26] OR 2: Move 2: Bestätigung, dass Pflege entscheiden kann: weil wir Pat besser als Arzt kennen und weil nie was schiefgegangen ist.
Auch OR 3 und 4: Move 2c: (eigen) Bestätigung durch weitere Erzählung und Hinweis, dass nie was schiefgegangen ist.

[27] (Eigen-)Differenzierung zu OR 4: bei den (früheren) Entscheidungen durch Pflege ist nie etwas schiefgegangen.

[28] Validierung OR 4 mit Elaboration/Differenzierung: die Ärzte haben sogar die Pflegenden gefragt (früher) und Elaboration OR 2

[29] OR 2 (auf Basis Zusammenarbeit mit Pat sind Entscheidungen möglich) Move 3: die Ärzte haben die Pflege gefragt, da Pflege aufgrund Präsenz bessere Situationseinschätzung hat.
Dies ist eine konkludierende Bestätigung nur des Move 2.
Die Ausgangsproposition wird also nicht weiterdiskutiert, dieser Move endet in einer Transposition (> die neue Proposition ist im OR 4 abgebildet: Pflegende kennen die Pat besser als die Ärzte.)

[30] OR 4 Move 2d: Bestätigung: Wir sind 10h am Tag mit den Pat zusammen, der Arzt nur zur Visite.

[31] OR 3: (früher hätte ich entschieden...heute wird dies sanktioniert) Move 3: Bestätigung /Ratifizierung durch Bericht aus anderer Klinik und dass früher die Ärzte die (kompetentere) Pflege gefragt haben und das keine Grundsatzdiskussion war

Move s geschlossen. Durchgängig inkludierender Diskurs

Grenzen Orientierungrahmen

- **Positiver Horizont: früher durfte die Pflege entscheiden, sie konnte es auch besser als die Ärzte und das war zum Vorteil für die Patienten**
- **Negativer Horizont: ggf dienstrechtliche Sanktionen, heute traue ich mich nicht**

Enaktierungspotenzial: (gängige Praxis...)

Ite: Ja. [7.48]

M1: Ja, das ist auch eine Sache. Da kann ich mich auch, ähm, dran erinnern, ich, ähm, dass es mal, also, es hat immer wieder mal Assistenzärzte gegeben, die tatsächlich [8.00] die Pflege mal was gefragt haben[32]. Ähm, das hat mich manchmal so ein wenig irritiert, weil ich das nicht von Anfang an, immer so gewohnt war. Aber ich, ähm, habe mir dann so im Laufe der Zeit überlegt, ähm, so, ich finde die gar nicht so dumm, dass sie uns fragen, ne. Weil wir tatsächlich auch, im Gegensatz zu, ähm, ich habe das ja gerade auch, ähm, bei uns in der Tagesklinik, da sind immer wieder, ähm, Psychologinnen, die, ähm, ja, die sind ja noch in der Ausbildung, ne. Im Grunde sind die, offiziell sind das Praktikantinnen[33]. Aber die tragen, haben wir neulich nämlich auch mal mit einem Oberarzt mal so ein Team gehabt, die tragen definitiv die Verantwortung. Obwohl, ähm, das nicht selten auch deutlich zu spüren ist, dass die im Grunde auch schon echt an ihre Grenzen kommen, ne, muss man wirklich sagen, ne. Also, die sind teilweise, ähm, sehr ängstlich und, ähm, super, super vorsichtig, ja, und, ähm, sprechen dann nochmal mit einem Oberarzt. Dann ist da unser Oberarzt nicht da, dann kommen sie womöglich an eine Oberärztin, die [9.00] genauso ängstlich ist, ne. Also, das machen wir ja alles anonym, ne. Und dann haben wir, dann geht da richtig was ab so, ne[34]. Ähm, das hätte man sich alles so ein bisschen sparen können, wenn da mal so die Kommunikation besser wäre, beziehungsweise, ähm, wenn der eine oder andere Therapeut, sage ich mal, ein bisschen cleverer wäre und noch mehr auf uns hören würde, das behaupte ich mal so selbstbewusst[35], ja. [9.26]

W2: Das ist aber nicht erwünscht. [9.27]

M1: Das ist nicht erwünscht. [9.28]

Ite: Aber, / [9.29]

M1: Dankbar müsste man der Pflege sein, so[36]. [9.30]

W3: ich erlebe es aber auch im Moment mit dieser Ausgangsregelung oft, ähm, dass wir als

---

[32] Validierung OR 4: der nachfragende Arzt billigt der Pflege zu, dass sie die Pat besser kennt

[33] Starke Validierung OR 4, mit Kommentierung (gar nicht dumm) und Hinweis /Exemplifizierung, dass z.B. Psychologinnen in der Ausbildung sind, eigentlich noch Praktikantinnen.

[34] Elaboration/Differenzierung OR 4: obschon die Psychologinnen unsicher sind, entscheiden sie, und manchmal lösen Fehl-/Nichtentscheidungen Krisen aus.

[35] OR 4 Move 2b: Bestätigung (durch M1) mit Hinweis, dass es im Interesse der Pat wäre, wenn Therapeuten die Pflege fragen würden.

[36] Mehrfache Validierung OR 4: Pflegende wissen besser Bescheid, es ist aber nicht erwünscht, dass sie entscheiden.

Pflegende, wir haben einfach einen viel täglicheren Bezug natürlich zu den Patienten und wissen jetzt, welcher Patient hat welchen Ausgang[37] und, ähm, dass man oft dann die Therapeuten oder Ärzte auch noch darauf hinweisen muss oder zumindest mal die Frage in den Raum stellen muss, ähm, können wir den Ausgang nicht jetzt mal lockern? Der Patient hat sich jetzt so und so eigentlich ganz gut geführt, wir denken schon, er ist [10.00] absprachefähig[38]. Dass wir von unserer Seite als Pflegende einfach an die Therapeuten herantreten und sagen, wir würden es schon so sehen. Letztendlich liegt einfach die Verantwortung bei den Ärzten natürlich. So auch, ähm, klar, ich würde für mich zum Beispiel die Verantwortung nicht übernehmen wollen zu sagen, okay, ich erlaube ihm das jetzt, weil ich mich auch, ich sage mal bewusst für den Beruf als Krankenpflegerin entschieden habe und nicht für eine höhere Position - auch[39]. Verstehen Sie, was ich meine? [10.32]

---

[37] OR 4 (Pflegende kennen Pat besser) Move 3: Ratifizierung, Konklusion: „viel täglicheren Bezug natürlich" (sodass Pflege den Ärzten gute Hinweise geben kann).
(Vorher noch 2x Validierung...)
Moves geschlossen, durchgängig includierender Diskurs
Grenzen Orientierungsrahmen
- *Pos Horizont: Pflegende kennen Pat. Gut, Ärzte haben Pflege gefragt*
- *Neg Horizont: Junge Therapeuten entscheiden obschon sie unsicher sind / Fehlentscheide der Therapeuten können Krisen auslösen*
- *Kaum Enaktierungspotenzial („das ist aber nicht erwünscht...")*

[38] Validierung OR 4
[39] Proposition OR 5: Weil ich die Verantwortung gar nicht will, bin ich KS geworden (anstelle einer höhere Position in der Hierarchie)
Dies stellt gleichzeitig den 1. Move des OR 5 dar.

Anlage 11: Übersicht Orientierungen

fallintern homologe, sequenzanalytisch geprüfte Orientierungen/ Sinnstrukturen (Auswahl)	GD 1	GD 2	GD 3	GD APP
Pflegende können und wollen auf Basis von gutem Arbeitsbündnis auch in Risikosituationen Entscheidungen im Sinne der Patienten treffen	JA	JA	JA	JA
Pflegeverantwortung ist breit, facettenreich und komplex	JA	JA	(früher)	JA
Dilemmasituationen erfordern vielfältige Strategien	JA	JA	JA	JA
Sicherheit hat hohe Priorität und rechtfertigt Handlungen gegen den Patientenwillen, dies stellt für Pflegende ein Dilemma dar	JA	JA	JA	NEIN[40]
Absicherungsparadigma und „Fehlerkultur der Schuldzuweisung" verhindern gemeinsame Verantwortung	Nur Hinweise	Nur Hinweise	JA	Nur Hinweise
Anforderungen im Arbeitsalltag verhindern oft die angestrebte/erforderliche Verantwortungsübernahme und erfordern Begrenzung/Zurückweisung	JA	JA	Nicht relevant	Nur selten
Zusammenarbeit in Organisation beeinflusst Pflegeverantwortung maßgeblich	JA[41]	JA[42]	JA[43]	Nicht relevant
Pflegende kennen die Patienten besser als (die entscheidenden) Akademiker	Keine Aussage	Keine Aussage	JA	Nicht Relevant
Der Verantwortungsrahmen ist klar umrissen	NEIN	NEIN	JA[44]	JA
Verantwortung macht Spaß und öffnet Gestaltungsräume	JA	JA	JA[45]	JA
Eine Ausweitung der Pflegeverantwortung wäre bei gegebenen Voraussetzungen wünschenswert und wertschätzend	JA	JA	JA, dringend...	JA[46]

[40] Nur im Falle ausgeprägter Selbst- oder Fremdgefährdung kann ein Arzt eine Einweisung veranlassen; die Pflege ist in dieser Frage entlastet, sobald sie den Arzt informiert hat

[41] GD 1 – besonders relevant: verschiedene Meinungen zu grundlegenden Fragen bzw. (einheitliche) konzeptuelle Klarheit; Ärzte, die eigenständige Pflegekonzepte verhindern; Umsetzungsgrad und Umsetzungsmöglichkeit der Bezugspflege

[42] GD 2 – besonders relevant: gelingende berufsgruppenübergreifende Zusammenarbeit und umgesetzte Bezugspflege (sehr unterstützend)

[43] GD 3 – besonders relevant: ausgeprägte Hierarchie zwischen Ärzten und Pflege und klare Zuweisung von Entscheidungen ausschließlich an akademische Berufsgruppen (beschneidend)

[44] in sehr kleinem Rahmen

[45] Sofern vorhanden, auch früher hatte der breitere Verantwortungsrahmen Bedeutung gegeben und Spaß gemacht

[46] Richtung Verordnungsbefugnis und Casemanagement-Aufgaben

Anlage 12: Komparative Analyse (Beispiel)

(→ die komparative Analyse wird detaillierter und mit Belegen aus den Texten dargestellt am Beispiel der ersten identifizierten Orientierungsfigur)

Orientierung: „Pflegende können und wollen auf Basis eines guten Arbeitsbündnisses mit dem Patienten auch in Risikosituationen Entscheidungen in seinem Sinne treffen".

Auftreten Orientierungsfigur (in GD 1) und Homologien

Diese erste Orientierung beinhaltet, dass Pflegende auf der Basis der Zusammenarbeit mit dem Patienten in Risikosituationen entscheiden können. Sie wurde im ersten Gespräch direkt zu Beginn aufgeworfen:

> In der ersten Gruppendiskussion und der ersten Äußerung auf die Eingangsfrage hin nimmt M1 Bezug auf die Fallvignette, erzählt von eigenen Erfahrungen und stellt die These auf, dass manche Patienten unzutreffenderweise angeben auf Toilette zu müssen, nur um aus der Fixierung zu kommen. In solchen Fällen wäre eine Defixierung verkehrt. Er schließt seine Ausführungen:
>
> > *M1: [...]Also man, hat es auch schon Situationen gegeben, wo man dann zu früh losgemacht hat und, ähm, den wieder festmachen musste. Also, das ist immer ganz schwierig. Aber das muss man so im Gefühl haben einfach. Aber da kann man auch falsch   liegen.   [5.31]*
> > *W1: Also, wenn ich diese Geschichte jetzt lese, habe ich eigentlich keinen Zweifel, dass da eine Frau ist, die sich beruhigt hat und auf Toilette muss. [...]*
>
> Mit ihrer Anschlussäußerung geht W1 in Opposition, sie hat eine klare Intuition, sieht die Situation der Fallvignette als zweifelsfrei einschätzbar/ entscheidbar für die Pflege an und stellt damit eine antithetische Proposition auf.
>
> > *W2: Ja, aus dieser Geschichte, ähm, heraus, empfinde ich das exakt so wie du. [5.58]*
> > *M1:   Ja.   [5.58]*
> > *W2: Also, äh, diese Frau hat ein Anliegen [6.00] und verspricht, anschließend wieder ins Bett zu gehen. Ähm, ich hatte, ähm, in meinem Arbeitsleben hier ähnliche Begegnungen und, ähm, ich konnte mich dann auch spontan entscheiden, da auf das Versprechen einzugehen. Das, ähm, hat häufig auch geklappt und ist aber auch mal danebengegangen. Ja. [6.31]*
>
> W2 validiert im Folgemove W1 sehr deutlich („exakt so"), und erzählt, dass sie viele Situationen kennt, in denen sie ebenfalls im Interesse der Patienten (gegen die ärztliche Anordnung) handeln und auf deren Versprechen eingehen kann. Sie generalisiert („viele Situationen") und stellt eine Synthese zu M1 her, indem sie einräumt, dass es durchaus auch mal „daneben gehen" kann, aber dieses Risiko dennoch die patientenorientierte Entscheidung nicht erschwere.
>
> > *M2: Ich fand die Information, dass der Arzt jetzt nicht zu erreichen ist, auch eher unrelevant. Weil, eigentlich entscheiden wir das von der Pflege regelmäßig, gerade nachts, tagsüber fragt man vielleicht nochmal. Aber eigentlich hören die Ärzte dann ja auf uns.*

M2 bestätigt konkludierend die Fähigkeit der Pflege solche Situationen zu entscheiden über den Hinweis auf die Nichtrelevanz der Arzterreichbarkeit. Er betont die selbstverständliche Regelhaftigkeit von Entscheidungen zu Defixierungen durch die Pflege.

In der Eingangssequenz wurde nach zunächst antithetischem Diskurs konkludiert, dass Pflegende Dilemmasituationen im Interesse des Patienten lösen können, indem sie sich auf das Arbeitsbündnis mit dem Patienten einlassen. Gedankenexperimentelle Vergleiche zeigten dass auch andere Lösungen denkbar wären und belegten patientenorientierte Motive der Diskutanten.

Um nun zu wissen, ob diese Orientierung situationsübergreifend gültig ist wurde zunächst geprüft, ob homologe Sinnstrukturen unterschiedliche Themen zusammen halten:
In G1 bestand im weiteren Gesprächsverlauf bereits bei [8:00] Konsens, dass Pflegende oft mehr über den Patienten wissen, als der diensthabende Arzt; was in den Konsens führt, dass die Entscheidbarkeit in kritischen Situationen davon abhängt, wie gut man den Patient kennt. Auf ein Versprechen des Pat. einzugehen könne sehr positive Erlebnisse bringen. Umgekehrt spielt Angst eine große Rolle und diese ist höher, wenn die Adhärenz des Patienten nicht einschätzbar ist [10:15]. Es kommen verschiedene Strategien zur Sprache („schrittweise vorgehen", wiederholt versuchen das Arbeitsbündnis zu festigen, die Vorgeschichte der Fixierung einbeziehen). Gegen Ende der Eingangspassage [12:00] wird erneut mehrfach bestätigt, dass Pflegende in der Praxis häufig eine Defixierung entscheiden.
Im Folgepassus [13:00] wird die Analogie zu Pflegeentscheidungen bezüglich Patientenausgang hergestellt, die genannten Aspekte werden für diese andere Situation bestätigt. Hinzu kommt nun die Thematik der Zusammenarbeit mit dem Arzt, verbunden mit der Frage nach dessen situativer Entscheidungskompetenz sowie den möglichen Sanktionen bei einer Pflegeentscheidung gegen die Arztanordnung. Erst bei [15:30] werden mögliche negative Folgen für den Patienten in den Fokus genommen. Die Bedrohung der Patientensicherheit stellt die Grenze für autonome Pflegeentscheidungen dar, sie ist einschätzbar über das Arbeitsbündnis mit dem Patienten und die Frage wie gut der Pflegende ihn kennt. Hier wird allerdings auch eingeräumt, dass unterschiedliche Pflegefachkräfte zu sehr unterschiedlichen Einschätzungen kommen können [16:25].

Direkt im Anschluss wurde die in der ersten Sequenz herausgearbeitete Orientierung weiter diskutiert, in verschiedenen Hinsichten (über includierende Diskursmodi) elaboriert und bezüglich der Grenzen und Umsetzungsmöglichkeit näher geklärt. Das Arbeitsbündnis als Basis von Entscheidungen in Risikosituationen wurde durchgängig bestätigt, hierfür wurden Voraussetzungen und Strategien konkretisiert. Deutlich wurde auch, dass für eine Entscheidungsfindung weitere Faktoren (u.a. die Zusammenarbeit mit dem Arzt, die gefühlte Sicherheit und personelle Situation) hohe Relevanz haben.

Fallinterne Prüfung

Im nächsten Schritt wurden thematisch ähnliche Stellen weiterer Gesprächspassagen untersucht und weiter geprüft, ob die Sinnstruktur an in anderen Orientierungen bestätigt wird.

Zur Prüfung der Reproduktionsgesetzlichkeit wurde also die Frage untersucht, ob weitere Orientierungen in der Diskussion die bereits gefundenen bestätigen und weiter differenzieren (die zitierte Anschlusspassage stellt bereits eine erste Bestätigung und Differenzierung dar), daher wurden thematisch ähnliche Stellen weiterer Gesprächspassagen entsprechend geprüft. Hier wird die Prüfung von Passage 2 vorgestellt.

In der nächsten analysierten Passage [ab 26:30] gab es viele divergente Diskussionen, etliche Propositionen wurden aufgeworfen aber nur wenige konkludiert. An den verschiedenen breit debattierten Themen (wie das Vorhandensein eines Stationskonzepts, die Zusammenarbeit innerhalb Pflegeteam und berufsgruppenübergreifend oder die Bedeutung von Theoriewissen) zeigte sich, dass die Arbeitserfahrungen der Teilnehmenden sehr weit auseinander liegen und auf den unterschiedlichen Stationen der Klinik offenbar sehr unterschiedliche Regeln gelten.

Konkludiert wurde in dieser zweiten Passage als Orientierung v.a., dass ein gemeinsames klares Konzept und gemeinsame Grundannahmen Sicherheit bringen und Rollen klären, und damit helfen Konflikte mit den Patienten (dialektisch) auszuhandeln. Vorausgegangen war die gemeinsame Feststellung, dass innerhalb der Teams unterschiedliche Einstellungen bezüglich Grundfragen die Verantwortungsübernahme erschweren. Einer Kollegin lieferte dann die These, das DBT-Konzept ihrer Station helfe zu einer positiven Einstellung gegenüber Patienten und zu besseren Arbeitsbeziehungen *("Dass ich einer Patientin ... immer unterstelle, sie macht das Bestmögliche aus ihrer Situation [27:45])* zu kommen. In derselben Sequenz wurde umgekehrt bestätigt, dass unklare Regeln Konflikte erst verursachen *("Es gibt gewisse Situationen regelmäßig, wo ich mir denke, das hätte anders laufen müssen, in der Kommunikation, in der Einschätzung der Situation. Und ganz viele Aggressionen, die wir uns da selber machen und das, finde ich, ist dann schon falsch oder hätte nicht sein müssen" [29.00]).*

Passage 2 hat neue Themenschwerpunkte. Doch wurde die Bedeutung des Arbeitsbündnisses mit dem Patienten (für die Möglichkeit entscheiden zu können) bestätigt, indem die konzeptuelle Sicherheit als Voraussetzung dafür belegt wurde.

Auch in den beiden weiteren interpretierten Passagen wurde die Aussage nie antithetisch diskutiert oder infrage gestellt. (Die nun hinzukommenden Orientierungsfiguren lauten, dass man Verantwortung abgeben muss, wenn sie nicht mehr leistbar ist, dass Pflegende früher viel weniger Entscheiden mussten bzw. durften und dass man Verantwortung „erst mal lernen" muss und es hilfreich sein kann, dazu gezwungen zu werden.)

Insgesamt wurde Fallintern (innerhalb GD 1) die Orientierung mehrfach bestätigt, sie wurde weiter konkretisiert um erforderliche Voraussetzungen (v.a. die gefühlte und konzeptuelle Sicherheit und Angstfreiheit und die angemessene Personalsituation).

Fallexterne Prüfung

Nun wurde geprüft, ob auch Fallübergreifend die genannte Orientierung auch in den anderen Gruppen bestätigt wird.

In der GD 2 wurde das Thema „Arbeitsbündnis als Basis für patientenorientierte Entscheidungen" ebenfalls direkt in der Eingangspassage angesprochen. Die Orientierung wurde grundsätzlich mehrfach deutlich über die Sequenz hinweg konkludierend bestätigt, jedoch wurden mit der Sorge vor Kompetenzüberschreitung und dem Safety-First-Gebot die negativen Horizonte verdeutlicht. Die patientenorientierte Entscheidung in der Risikosituation könne nur in Abwägung mit anderen Aspekten getroffen werden. Für das Arbeitsbündnis müsse der Pflegende die Patientin auch kennen.

> *[Z 10] M1 [...] Und was mit erst einmal dabei durch den Kopf geht, ist eben, ähm, ja, der Wunsch, dem Patienten zu helfen und eine gute Beziehung aufzubauen gegen, ja, das, was daraus folgen könnte, nämlich, wenn der Patient möglicherweise nicht absprachefähig erscheint. Ähm, was man danach, ja, möglicherweise, sage ich mal, dass man seine Kompetenzen überschritten hat und diese Fixierung gelöst hat [...]*
> *[Z 22] M 2 [...] Ich habe eine Verantwortung der Patientin gegenüber, ähm, den rechtlichen Rahmenbedingungen gegenüber, mir selber gegenüber, der Station gegenüber, würde ich alles so miteinander abgleichen und dann eine Entscheidung treffen. Aber in jedem Fall würde ich die Situation kontrolliert halten wollen und, ähm, safety first, ja, genau.* [6.31]
> *[Z 26] W1: Also, auch die Entscheidung treffen, dann eventuell, ähm, defixieren, um dann der das zu ermöglichen, weil die Patientin /* [6.41]
> *[Z 28] M 2: Nur in einer, nur in einer kontrollierten Situation. Wie gesagt, ich weiß nicht, wie ich die Patientin, hier steht, ich kenne die Patientin, aber ich weiß nicht, wie ich sie kenne. [...]*

In der GD 2 wurden im weiteren Verlauf die Sicherheit und die Rahmenbedingungen mehrfach angesprochen.

In der 4. Passage wurde sehr explizit konkludiert, dass das Pflegesystem der Bezugspflege gute Arbeitsbündnisse mit den Patienten ermöglicht auf dessen Basis bedeutsame Entscheidungen getroffen werden können

> *[Z 851] W1: [...] Ich habe eine Bezugspflegegruppe, das ist auch hohe Verantwortung, Umgang mit Verlusten, ist ein, ähm, sehr, ähm, ja, psychologisch angelehntes Thema, wo man auch richtig ins Eingemachte geht. Es macht ganz viel Spaß, so viel Verantwortung dann auch zu übernehmen, so einen Patienten zu begleiten.*

In der dritten Klinik beschrieben die Pflegenden den Handlungsraum als sehr eng, nahezu alle Entscheidungen würden von Therapeuten getroffen und die Pflegenden befürchteten Sanktionen, wenn sie autonome Entscheidungen treffen, selbst wenn diese im Patienteninteresse sind. Daher konnten sie aus der aktuellen Praxis die Orientierung nicht bestätigen. Doch alle drei anwesenden Kolleginnen mit längerer Berufserfahrung betonten mehrfach, dass sie in der Vergangenheit Risikosituationen auf Basis des Arbeitsbündnisses mit dem Patienten bewältigt hätten und dass dabei auch *„eigentlich nie etwas schiefgegangen sei"* [Z 53]. Ein Passus soll dies belegen:

> *[Z 16] W2: [...] Im Ausgang steht aber nur drin, meinetwegen, um fünf im Klinikgelände, so. Der will jetzt aber nur, ähm, sich Zigaretten holen, soo. Ich habe aber kein Personal an der Hand, was, ähm, ihn begleiten könnte. Ähm, dann komme ich schon in eine schwierige Situation inzwischen. Also, ich weiß, früher hätte ich gesagt: „Gehen Sie mal ruhig", ne, wenn ich das Vertrauen zu dem Patienten, musste, die Beziehung muss stimmen. Aber dann hätte ich gesagt: „Gehen Sie", ich hätte das mit ihm besprochen, ne, „ich verlasse mich jetzt auf Sie", mit, meinetwegen sogar mit Handschlag, und dann wäre der gegangen. Heute kann ich mir das nicht mehr trauen, weil, ähm, selbst wenn nichts passiert, sobald der Arzt, ähm, das rauskriegt, dass der gegangen ist, kriege ich einen auf den Deckel [...]*

Auch dass autonomes Arbeiten und Fürsorgehandeln in der Pflege bzw. die Zusammenarbeit mit dem Patienten Spaß machen wird in [Z 611, 672, 684, 693] konkludiert, außerdem in [Z 194, 199, sowie Z 481, 568, und 641] jeweils im Rahmen includierender Modi bestätigt

Im Gespräch der APP stellte die Feststellung, dass die Beziehungsebene die Einschätzung der Sudizidalität ermöglicht, die erste konkludierte Orientierung dar.

> *[Z 39] W1 [...] Ähm, also für mich is die Beziehungsebene da ganz wichtig. Wenn ich den Patienten schon kenne, ähm, glaub' ich schon, mit ihm auch verhandeln zu können, so, und, ähm, zu gucken, wie sieht's jetzt wirklich aus mit der Suizidalität [...]. [Z 53] Aber, ich glaub' schon, dass die Beziehungsebene, oder ich bin davon überzeugt durch meine Erfahrung, die sagt mir auch, dass die Beziehungsebene da ganz maßgeblich is.*
>
> *[Z 56] M2: Ich sehe schon diese Ausweglosigkeit, also, Tod der Ehefrau, und ich würde versuchen, Absprachen zu treffen, also, mit diesem, auch so'ne Handschlag-vereinbarung zu treffen letztendlich zum nächsten Tag hin*
>
> *[Z 147] M1: Ich glaube, ähm, einzig, ähm, die einzige Alternative, die man halt hat, wenn man die jetzt nich vollstationär aufnimmt, is ja die Beziehungsgestaltung. Und aufgrund der Beziehungsgestaltung sozusagen Absprachen zu treffen, dass man nich, ähm, Suizid begeht.*

Das Thema fand sich weiter in koncludierender Rahmung in [Z 163, 212 und 629 ff]. Auch die weiteren konkludierten Orientierungen bestätigten die Relevanz des Arbeitsbündnisses. Die deutlichste Orientierungsfigur der APP war die Begrenzung der Pflegeverantwortung durch die Eigenverantwortung des Patienten. In dieser Sequenz wurde deutlich, dass ein möglicher Abbruch der Beziehung durch den Patienten auch das Ende aller Handlungsmöglichkeiten der Pflege darstellt.

Zusammenfassung hinsichtlich Basistypik

Zusammenfassend kann festgestellt werden, dass die Orientierung in allen Gesprächen an mehreren Stellen aufgetaucht ist und nie divergent oder oppositionell diskutiert wurde.

Anlage 13: Textmaterial als Belege weitere Typiken

Orientierung: „souverän bei klar abgrenzbarem Handlungsrahmen"

Die APP hat zwar einen breiten Handlungsrahmen, dieser oszilliert aber zwischen klaren Grenzen: der Hinzuziehung des Facharztes einerseits und andererseits der Rückgabe der Verantwortung an die Patienten. Anhand folgender Sequenz wird diese häufig angesprochene Thematik verdeutlicht:

> Erzählt wird, dass eine junge ambulante Patienten nach einem Suizidversuch nur sehr kurz in der Klinik war und sofort wieder entlassen wurde.
> *W2: Ja, sie hat überhaupt abgelehnt, ähm, stationär, ähm, zu gehen, und die haben dann gesagt, ja, dann sind uns die Hände gebunden, da können wir nichts machen. Die is dann wirklich wieder nach Hause . [30.51]*
> *W1: Wenn die in dem Moment nich mehr suizidal is, akut suizidal, ja, dann greifen die nich ein . '[30.59]*
> *W2: So is das mit der   [31.00]   Verantwortung, wir spüren die, aber ähm, dann denk' ich auch, man kann sie dem Patienten nich gänzlich abnehmen .   [31.08]*
> *W1: Das is auch nich unsre Aufgabe.   [31.09]*
> *W2: Nein.   [31.09]*
> *W1: Also, das seh' ich auch überhaupt nich. Ich muss schon sagen, /   [31.10]*
> *Ite: Okay.   [31.11]*
> *W2: Da hat auch so'n bisschen mein Mutterherz, ne, bei so'm 22jährigen Menschen, da denkt man auch, mein Gott, ähm, wie kann ich dir dadurch helfen, ne. Aber, eigentlich konnte ich auch nich viel machen, außer ihr eben dann die Medikamente bringen und, ähm , /   [31.34]*
> *W1: Also, ich glaube, dass das ganz wichtig is, auch den Patienten zurückzumelden, dass sie, ähm, die Verantwortung für ihr Leben eben selber haben, ne. Dass wir denen das nich abnehmen können .   [31.45]*
> *W2: Genau, ja.   [31.46]*
> *W1: Vor allem, dass es in ihrer Hand liegt auch, ne.   [31.50]*
> *M1: Ich seh' das auch so. Ähm, der Patient, was über allen Rechten steht, is das Selbstbestimmungsrecht des Patienten oder Klienten [...]*

W2 sieht hohen Handlungsbedarf, sie ist beunruhigt, weil die Patientin kurz nach ihrem Suizidversuch nicht stationär versorgt wird. W1 bestätigt, dass unfreiwillige Klinikaufnahmen nur in ganz akuten Situationen erfolgen. W2 weiß, dass sie – trotz ihrer Sorge und obschon sie sich „mit Mutterherz" um die junge Patientin kümmern will – letztendlich nicht viel machen kann und der Patientin zuhause die Eigenverantwortung nicht nehmen kann. W1 betont, dass es wichtig ist, dies den Patienten zurückzumelden.

Orientierung „Dilemmaerleben bei ausgeprägtem Sicherheitsparadigma"

Eine starke oder gar starre Orientierung am Sicherheitsgedanken führt oft zu Entscheidungen gegen das Patienteninteresse bzw. zu situationsunangemessenen Entscheidungen. Dies stellt für Pflegende in Dilemma dar. Dieser Aspekt wurde in allen Gruppen zu Gesprächsbeginn im Zusammenhang mit der Fallvignette thematisiert. Die Diskussion der Einstiegspassage in der GD 3 kann in den Anlagen 9 und 10 nachgelesen werden. Hier wird eine Sequenz aus der GD 2 vorgestellt:

In der ersten Sequenz in der GD 2 beschreibt M1 in der Gesprächseröffnung zunächst den Zwiespalt zwischen dem Patientenbedürfnis und der Sorge vor möglichen negativen Folgen:

M 1: Ja, klar, kenne ich, ähm, sehr häufig sogar. [...] Und was mit erst einmal dabei durch den Kopf geht, ist eben, ähm, ja, der Wunsch, dem Patienten zu helfen und eine gute Beziehung aufzubauen gegen, ja, das, was daraus folgen könnte, nämlich, wenn der Patient möglicherweise nicht absprachefähig erscheint. Ähm, was man danach, ja, möglicherweise, sage ich mal, dass man seine Kompetenzen überschritten hat und diese Fixierung gelöst hat. Und dann nachher, ja, eben Zwiespalt zwischen diesen beiden, ähm, Dingen steht, die ich gerade benannt habe. Erst mal so ganz ohne Sachen, die ich machen würde   eventuell   in   der   Situation.   [5.53]
M 2: Kenne ich auch. Ähm, auch oft erlebt diese Situation. [...] Ich habe eine Verantwortung der Patientin gegenüber, ähm, den rechtlichen Rahmenbedingungen gegenüber, mir selber gegenüber, der Station gegenüber, würde ich alles so miteinander abgleichen und dann eine Entscheidung treffen. Aber in jedem Fall würde ich die Situation kontrolliert halten wollen und, ähm, safety first,   ja,   genau.   [6.31]
W1: Also, auch die Entscheidung treffen, dann eventuell, ähm, defixieren, um dann   der   das   zu   ermöglichen,   weil   die   Patientin   /   [6.41]
M 2: Nur in einer, nur in einer kontrollierten Situation. [...]Und, ähm, wenn ich die, ähm, das nicht sicher kriege, dann muss die Patientin dann sichergestellt sein, ähm, bleiben. [...] [7.29]

W1: Weil, ich kenne solche Situationen natürlich nicht. Ich bin ja auf einer offenen Station . Also, dass es dann um diese rechtlichen Geschichten geht, ähm, nicht, aber, ähm, zu entscheiden, ähm, kann ich jetzt etwas, ähm, obwohl das mit dem Arzt anders abgesprochen ist, jetzt in dem Moment, ähm, vielleicht doch entscheiden, weil ich so denke, oh, ist besser zurecht und kann sich auf mich einlassen. Das passiert mir natürlich schon, ne. Aber normalerweise müsste man ja rein rechtlich sagen, kann nichts gemacht werden , ne,   [8.00]

Die Anfangsäußerungen zeigen, dass die Pflegenden die Kontrolle behalten wollen, sich darüber hinaus aber auch rechtlichen Vorgaben bzw. den Spielregeln der Organisation verpflichtet sehen. Das Dilemmaerleben und der Wunsch das Patientenbedürfnis zu befriedigen wird von M1 und W1 verbalisiert, von M2 über seinen Abwägungsprozess zum Ausdruck gebracht. Im weiteren Verlauf dieser Passage geraten Loyalitätsfragen in den Hintergrund (dies kündigt sich an als W1 erwägt entgegen einer Absprache mit dem Arzt zu entscheiden), die Angst vor Kompetenzüberschreitung kommt im gesamten Gespräch nicht wieder zur Sprache. Konkludiert wird letztlich der Aspekt, dass ein drohender Verlust der Kontrollierbarkeit der Situation ein (akzeptierter) Anlass für Entscheidungen gegen den Patientenwillen sein kann.

Printed in the United States
By Bookmasters